なぜ長寿の人は赤ワインを飲んでいるのか？

順天堂大学大学院
加齢制御医学講座教授
白澤卓二
Takuji Shirasawa

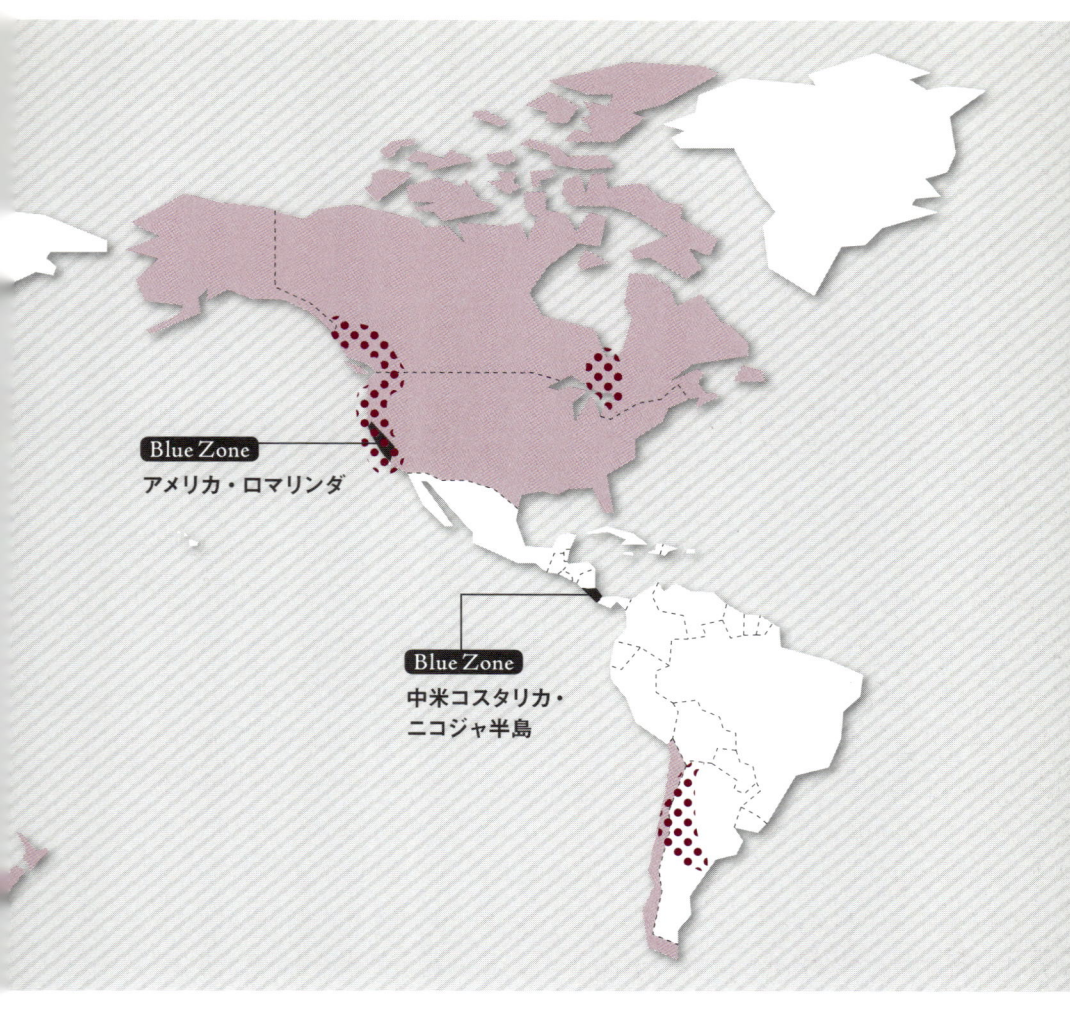

順位	国名	平均寿命(歳)		
		男女	男	女
3位	モナコ	82	78	85
	シンガポール		79	84
	スペイン		78	85
	スイス		80	84
12位	カナダ	81	79	83
	キプロス		78	83
	フランス		78	85

順位	国名	平均寿命(歳)		
		男女	男	女
12位	ルクセンブルク	81	78	83
	オランダ		78	83
	ニュージーランド		79	83
	ノルウェー		79	83
	スウェーデン		79	83

（2012 年版　WHO世界保健統計）より

世界のワイン産地と長寿国

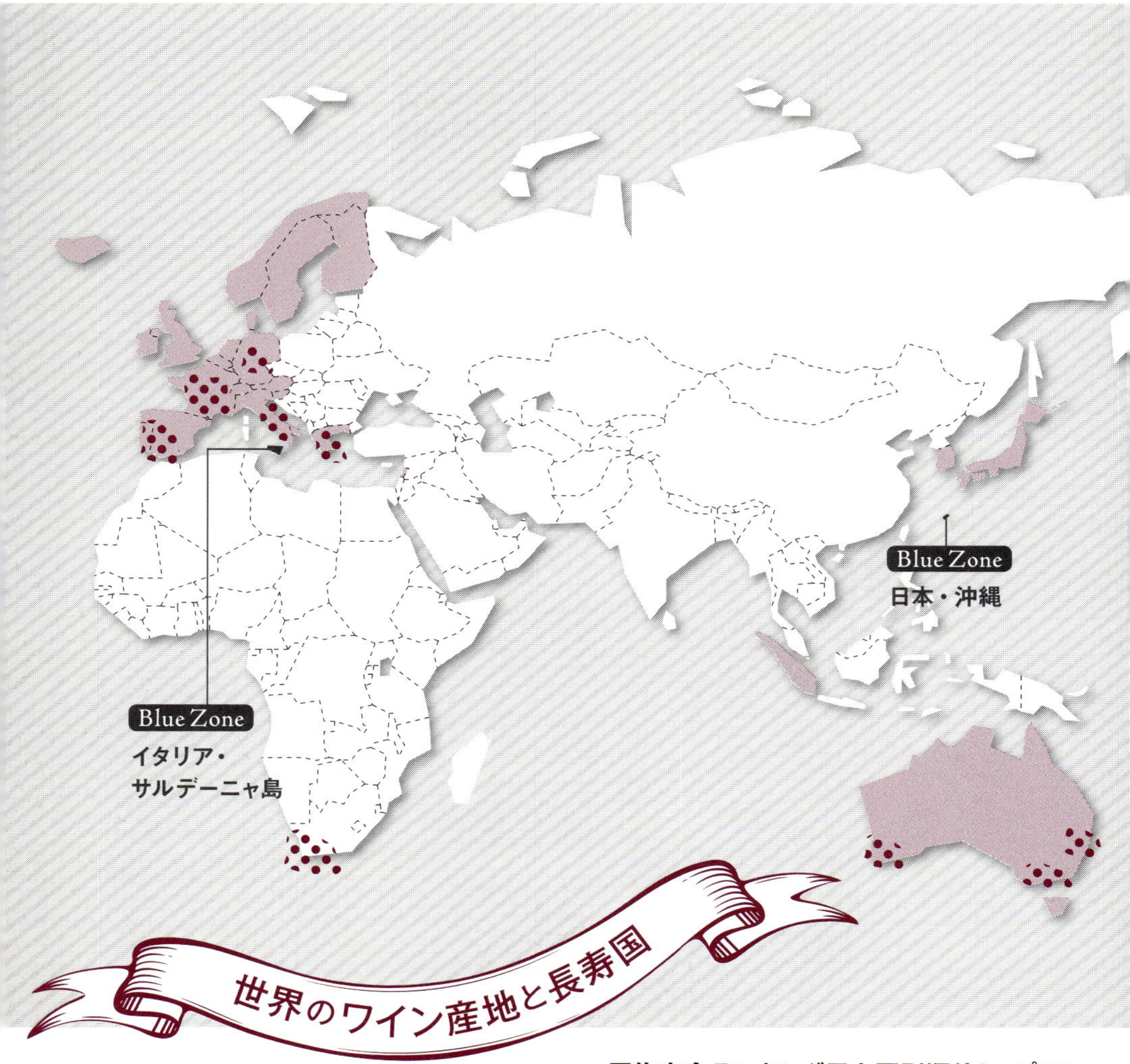

平均寿命ランキング
男女国別順位
上位29位、34カ国

ワイン産地

長寿地域（ブルーゾーン）

平均寿命ランキング男女国別順位トップ12

順位	国名	平均寿命（歳）		
		男女	男	女
1位	日本	83	80	86
	サンマリノ		82	85
3位	アンドラ	82	79	85
	オーストラリア		80	84
	アイスランド		80	84
	イスラエル		80	83
	イタリア		79	84

prologue

赤ワインは本当に健康にいいのでしょうか？

いまから20年程前に、赤ワインブームがあったことを覚えているでしょうか。「赤ワインは健康にいいらしい」という情報が、どこからともなく流れてきて、あっという間に広まっていった。そんな記憶がある人も多いのではないかと思います。

現在は、ブームのときほど極端な盛り上がりはありませんが、赤ワインは相変わらず根強い人気を保っています。そして「赤ワインは健康にいい」ということは、誰もが当たり前のように知っている、いわば〝常識〟になっているようです。

恋人と食事をしながら、仲間とわいわい集まりながら、あるいは家でのんびりくつろぎながら、赤ワインのボトルを開けるときに、つい「これは美味しいだけじゃなく、健康にもいいんだよね」と言ってしまう。そんな赤ワイン好きでも、では何がどういいのかと改めて尋ねられたら、あれ、どうしてだっけ、と考え込んで、うまく答えられないかもしれませんね。

１９９０年代初めに、世界中に広がった赤ワインブームは、実は「フレンチパラドックス（フランスの逆説）」と呼ばれる学説から始まりました。

ここで２～３ページの地図の下にある表をご覧ください。世界の平均寿命、ご存じのように日本は長年上位をキープしています。これは脂肪分が少なくてあっさりとした和食をとっていることを考えれば、当然の結果と言えるでしょう。

ところが、日本とは正反対に、こってりとした食事をとっているはずのフランスの名前も上位にあります。肉やバター、生クリームやチーズをたっぷり食べているのに、長生きをする人が多いなんて、不思議ではありませんか。

一般的に、バターなどの動物性脂肪をたくさん摂ると、体内のコレステロールが増えて、動脈硬化を起こしやすくなります。そこから心臓病になるケースもよくあります。各国のデータを比較した結果、乳脂肪の消費量の多い国は心臓病での死亡率も高いという、相関関係があることがわかっているのです。

それなのに、フランスだけは例外的に、心臓病にかかる人が少ないのです。これはどういうことなのか。この疑問が「フレンチパラドックス」と呼ばれるようになり、長い間多くの研究者が関心を寄せていました。

これについて、ひとつの衝撃的な説を打ちだしたのが、フランスのボルドー大学のセルジュ・レヌー博士です。彼は「フランス人に心臓病で死亡する人が少ないのは、毎日赤ワインを飲んでいるからだ」と発表し、ワインの消費量と心臓病死亡率の低さには相関関係があることを示しました。

　１９９１年11月、アメリカのＣＢＳテレビのニュース番組「60ミニッツ」に出演した博士がこの説を披露したところ、たちまち大反響を呼びました。全米で赤ワインが飛ぶように売れ始め、世界中の赤ワインブームの引き金となったのです。

世界の長寿地域はワインの名産地

　もう一度、２～３ページの表を見てください。フランスと同様、食事中にワインを飲む習慣があるイタリアも、やはり上位に入っています。ワインの消費量と死亡率には、やはり何かしら関係がありそうです。

　では上にある世界地図は、何を表しているかおわかりですか。薄い紫色で塗られているところが、２０１２年のＷＨＯの平均寿命ランキングで上位29位までに入っている34カ国です。そして赤いドットの部分は、世界の主なワイン産地を表します。

　これを見ると、平均寿命の上位に入る国や地域では、ワインを作っていることが多いことがわかりますね。

　また、このような長寿の国の中でも、特に群を抜いて長寿者の多い地域があります。ナショナルジオグラフィック誌の記者、ダン・ビュイトナーは、こうした地域を「ブルーゾーン」と名付けました。具体的には、イタリア・サルデーニャ島のバルバキア地方、日本の沖縄、アメリカ・カリフォルニア州のロマリンダ、中米コスタリカのニコジャ半島がブルーゾーンにあたります。

彼は実際にこうした地域に足を運び、長寿者から健康と長寿の秘密を学びました。そして最終的に9つのルールにまとめて発表しました。（出典『ブルーゾーン　世界の100歳人に学ぶ健康と長寿のルール』ダン・ビュイトナー著、仙名紀訳）

- **ルール1　適度な運動を続ける。**
- **ルール2　腹八分で摂取カロリーを抑える。**
- **ルール3　植物性食品を食べる。**
- **ルール4　適度に赤ワインを飲む。**
- **ルール5　はっきりした目的意識を持つ。**
- **ルール6　人生をスローダウンする。**
- **ルール7　信仰心を持つ。**
- **ルール8　家族を最優先にする。**
- **ルール9　人とつながる。**

私も長年、長寿について研究し、多くの百寿者（センテナリアン）に取材をしてきているので、この９つのルールにはうなずくところもあり、ひと言付け加えたい部分もあります。たとえばルール２の「腹八分」は、「腹七分」のほうがより良いと私は考えています（詳しくは60ページで紹介しています）。しかし、いまここで注目していただきたいのは、ルール４の「適度に赤ワインを飲む」、というところです。

特にサルデーニャのブルーゾーンの人たちは、地元で作られるカンノナウというブドウ品種から作った赤ワインを飲んでいます。これはポリフェノールの濃度がきわめて高い赤ワインとして知られています。

長寿世界一のフランス女性に学ぶ

長寿世界一としてギネスブックに載っている女性は、１２２歳まで生きて１９９７年に亡くなった、フランスのジャンヌ・カルマンさんです。この方の生活はどうだったのかを調べるために、彼女が暮らしたフランス南部のアルル地方を訪ねました。すると、彼女は赤のポートワインを好んで飲んでいたことがわかりました。

ポートワインとは、ポルトガル北部のポルト港から出荷されるためにこの名がついたワインです。ワインの醸造過程で発酵を止め、ブランデーなどを加えてアルコール度数を高めたものですが、やはり赤ワインと同じようにポリフェノールを多く含みます。

また、カルマンさんが１２２歳まで住み続け、一度も出ることのなかったフランス南部はワインの産地でもあります。これは単なる偶然とは思えません。赤ワインと長寿は、やはり深い関係があるようです。

最近の研究で、赤ワインには積極的に長寿につながる要素があることがわかってきました。20年前の赤ワインブームのときには知られていなかった、新たな健康効果がある。それを、この本でご紹介していきます。さらに、ワインの産地と長寿の関係についても、解き明かしていきます。

この本の中では、赤ワインによく合い、健康効果を促進するレシピもご紹介しています。

私も毎日のように飲んでいる赤ワイン、その奥深さと素晴らしさをどうぞ味わってください。

Contents

Contents

Contents

Contents

chapter 3

１００歳までボケ、寝たきりにならないために

赤ワインを「どう」飲んだらいいのか？……71

Contents

chapter
1

最新医学でここまでわかった！

赤ワインポリフェノールのすごい力

topics

健康と長寿の秘訣を求めてアルルへ

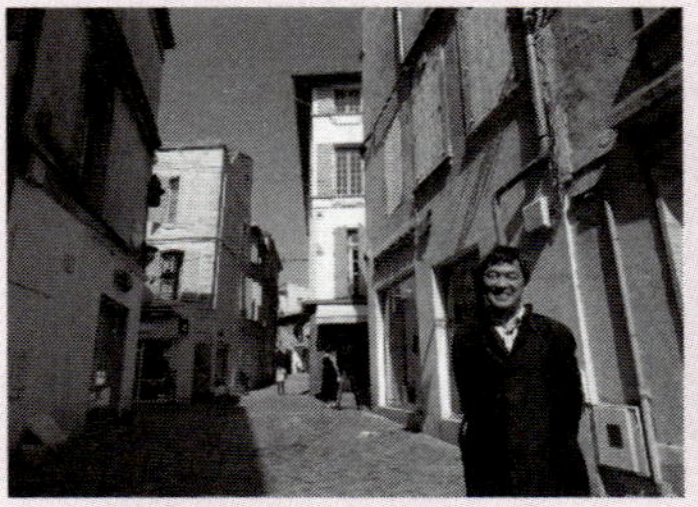

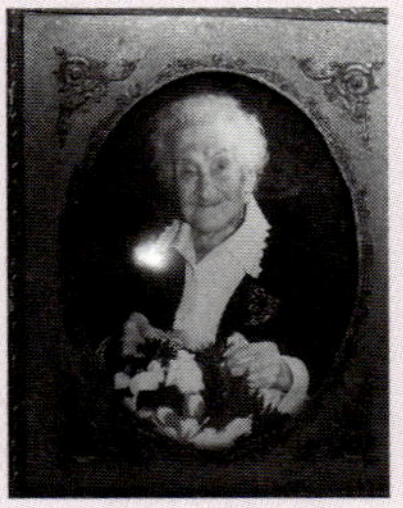

長寿世界一としてギネスブックにも記録されている女性、ジャンヌ・カルマンさん。彼女が122年間暮らした土地には、きっと長寿の秘密があるに違いないと考え、実際に足を運びました。3月末で空気はひんやりしていましたが、陽射しはカッと照りつけて町全体がまぶしく光っているように感じました。

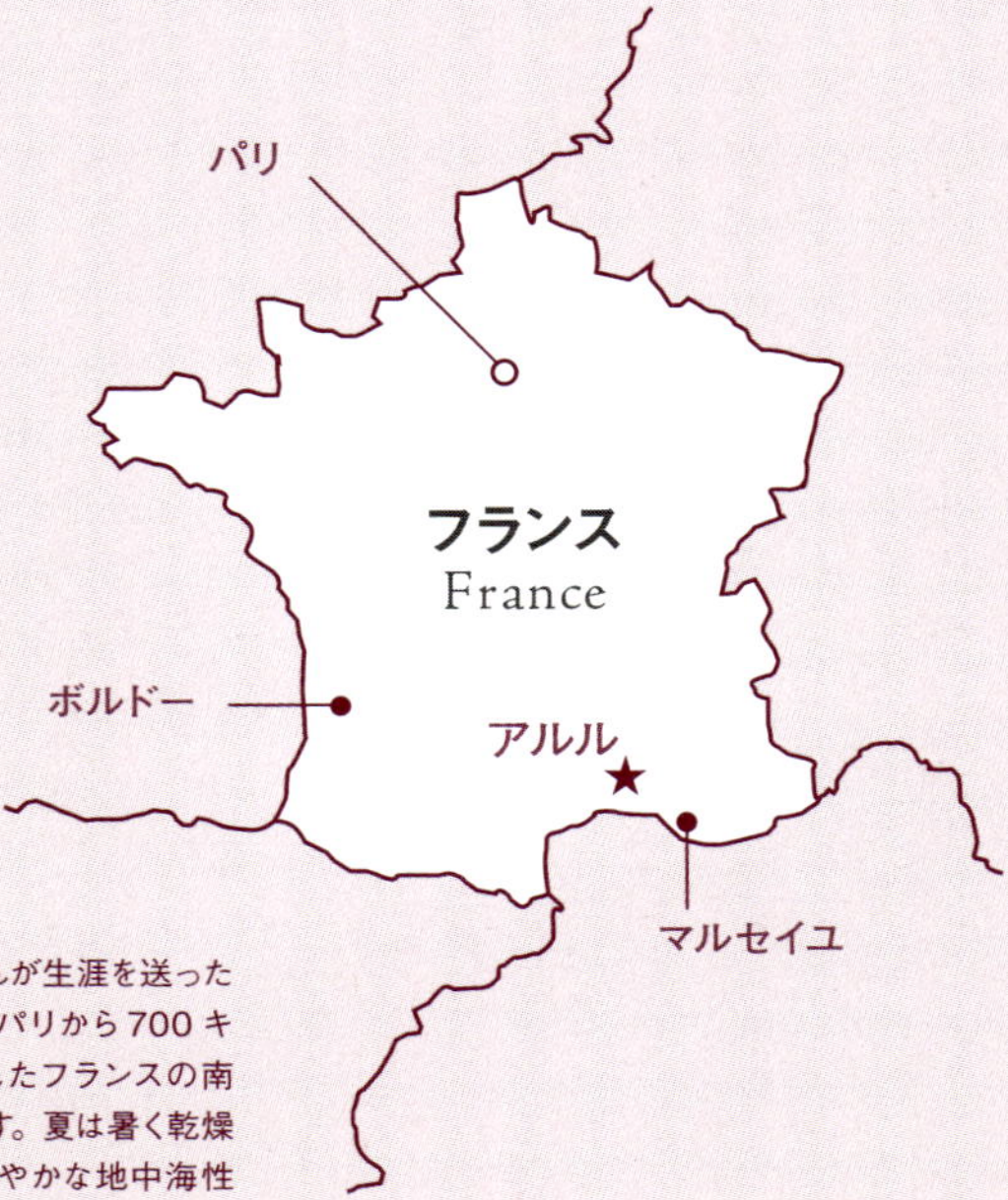

カルマンさんが生涯を送ったアルルは、パリから700キロ以上離れたフランスの南部にあります。夏は暑く乾燥し、冬は穏やかな地中海性気候です。

１２２歳までボケなかった女性はこんな暮らしをしていた

２０１２年３月、私は南フランスにあるプロヴァンス地方を訪れました。目的地はアルル。１２２歳まで生きて長寿世界一としてギネスブックにも記録されている、ジャンヌ・カルマンさんが暮らした町です。

カルマンさんは、１８７５年にこの町で生まれ、１９９７年に亡くなるまで、一度もここを離れませんでした。そして驚くことに、１１４歳で骨折するまで車椅子に頼ることもなく、また最期まで認知症の症状などはみられなかったそうです。

まさに健康長寿のお手本のような生涯を送った女性です。その方が１２２年間過ごした町ですから、そこには何か健康長寿のヒントがあるはずです。一体どんな発見があるのだろうと、わくわくする気持ちを抱えて、パリから７００キロ以上離れた南仏の町へ向かいました。

アルルという地名は、美術が好きな方なら、ヴァン・ゴッホが晩年を過ごした町として記憶されているかもしれませんね。ゴッホは１８８８年２月にこの地を訪れ、１８８９年

5月まで滞在しています。そしてわずか1年3カ月の間に、２００点以上の作品を制作しました。その中には彼の代表作でもある『アルルの跳ね橋』や『アルルの女』『夜のカフェテラス』などがあります。絵のモチーフとなった場所は、いまや町の観光名所として人気を集めています。

ここで、何か気づきませんか。１８７５年にアルルで生まれたカルマンさんは、亡くなるまでこの地を離れなかった。一方、ゴッホは１８８８年から1年3カ月ここで過ごしています。そうです。カルマンさんとゴッホは同じ時代に同じ町で暮らしていたのです。

ゴッホを魅了するほどの美貌

実はカルマンさんは、ゴッホに会ったことがあります。それどころか、なんと口説かれたことがあるそうです。

当時カルマンさんは17歳で、伯父さんが経営する画材店で働いていました。若い頃のカルマンさんの写真が残っていますが、大変エキゾチックな顔立ちの美人です。

ゴッホは南仏の太陽を求めてパリから移り住んできたのですが、その際ロートレックから「行くならアルルにしろ。あそこは美人が多いぞ」とすすめられたといいます。画材店でカルマンさんを見つけたとき、きっと「ロートレックが言っていたことは本当だ」と喜んだでしょうね。

絵の具と鉛筆を買うためにゴッホが画材店を訪れたときの印象を、後にカルマンさんはこう語っています。

「ゴッホは絵描きだからみすぼらしかったわ。汚くていやらしい男だった」

どうも散々な言われようですが、幸いこの感想がゴッホ自身の耳に入ることはありませんでした。なぜならカルマンさんがゴッホについて語ったとき、出会いからすでに１００年以上もたっていたからです。

１２０歳の誕生日に、記者からゴッホの印象について尋ねられ、カルマンさんは前述のように率直に答えたのでした。まるで昨日のことのように生き生きと、また辛辣に１００年前のエピソードが話せることからも、カルマンさんは生涯、明晰な頭脳をもっていたことが伺えます。

また、このときのインタビューでは、こんなことも言っていました。

「人生に後悔はない。私の人生は幸せだった」

「勇気があるから、どんなことも恐れない」

明るくポジティブな人柄が感じられます。このような性格も、彼女の健康長寿に貢献していると考えられます。

さらに記者から「お肌がきれいですね」と言われると「これまでにできた皺は一つだけ、いまでもその皺の上に私は座っているのよ」と答えたといいます。ウィットとエスプリのある、実にチャーミングな女性だったのです。

赤ワインとチョコレートが大好物

頭だけでなく、カルマンさんは身体も大変丈夫でした。

なんと85歳のときにフェンシングを始め、１００歳になっても古い自転車を乗り回していました。教会の階段を急いで駆け降りる姿を見て、アルルの町の人たちは「いったい彼女は何歳なのだろう？」と不思議に思ったといいます。

カルマンさんは、１００歳を過ぎても何不自由なくひとり暮らしができました。それどころか、週に一度は美容院に行っておしゃれをし、友達とおしゃべりをしては政治について意見を交わすというように、毎日の生活を楽しんでいました。

１１０歳のとき、コンロで火傷を負ってしまったのをきっかけに、老人ホームに入りましたが、施設の中でもできるだけ介護をうけず、ひとりで歩き、体を洗い、服を着ていたそうです。ところが１１４歳と11カ月のとき、タバコを吸うために部屋を出ようとして転倒し、大腿骨を骨折してしまいました。

手術後は車椅子の生活になりましたが、大好きなタバコをやめることはなく、１２０歳まで吸い続けていました。禁煙したきっかけは「介護してくれる人にマッチを擦ってもらうのが申し訳ないから」というのですから、本当にいつまでもユーモアを忘れない方だったのですね。

チョコレートも大好きで、１週間に１キロ食べていたといいます。そして、タバコやチョコレートと同じぐらい好きだったのが、赤のポートワインでした。プロローグにも書きましたが、ポートワインというのは、ワインの醸造過程で発酵を止め、ブランデーなどを加えてアルコール度数を高めたもので、赤ワインと同じようにポリフェノールを多く含みます。晩年はこのポートワインを毎日グラスに少量飲んでいたと彼女の伝記に書かれています。

強烈な紫外線が作る〝ファイトケミカル〟

今回私が実際にカルマンさんの住んでいたアルルを訪ねてみて、まず気になったのは、やはりワインでした。私自身ワインが大好きで、南仏ではどんなワインが飲めるのか個人的に期待していたこともありますが、アルルでのワイン体験は、その期待以上のものでした。

アルルのあるプロヴァンス地方は、フランスでも有数のワインの産地です。ですから食事のときにワインは欠かせませんし、人々は本当に日常的にワインを楽しんでいます。

滞在中にいくつかの店で食事をしましたが、どこでも安くて美味しいテーブルワインを提供していることに驚きました。晩年は赤のポートワインを好んだカルマンさんですが、この地で暮らしていたからには、おそらく若いころには食事のたびにたっぷりと赤ワインを飲んでいたであろうと推測されました。

またアルルには、まさにゴッホが求めたとおりの、強い陽射しが降り注いでいました。この太陽の恵みは、ワインの原料となるブドウ作りに欠かせないものです。

そしてこの太陽は、この地方で栽培されるすべての野菜や果物にも力を与えます。紫外線をたっぷり浴びると、農作物に含まれるファイトケミカルが増えるのです。

ここでファイトケミカルについて、少しご説明しましょう。

ファイトケミカルとは、野菜や果物などの植物に含まれている成分で、ファイト（phyto）は植物、ケミカル（chemical）は化学という意味から日本では「植物性化学物質」とも呼ばれます。ほとんどの野菜の色や香り、苦味などから検出され、その種類は1万種以上あると考えられています。

実はブドウや赤ワインに含まれているポリフェノールも、ファイトケミカルの一種です。すべてのファイトケミカルには、抗酸化力があります。この抗酸化力が体に及ぼす影響については、後ほど詳しくご紹介しますが、アンチエイジングに非常に効果があるといっていいでしょう。

プロヴァンス地方でとれる農作物は、強い紫外線を浴びているためファイトケミカルが豊富ですから、つまりアンチエイジング効果が高いと考えられます。子どもの頃からずっとこの地でとれた野菜や果物を口にしていたカルマンさんが、健康長寿でいられたのも、なるほど納得のいくものだと感じました。

ラベンダー茶、オリーブ油をたっぷりと

アルルの町では、ラベンダー畑もよく見かけました。強い芳香をもつラベンダーはポプリやアロマテラピーに利用されますが、現地ではハーブティーとしてよく飲まれているようでした。カルマンさんも友達とおしゃべりしながら、きっと楽しんでいたことでしょう。

ラベンダー茶には、精神的ストレスをやわらげる効果があり、不安に感じるときやイライラしたときに飲むと、気分が落ち着くといいます。またストレスがもとで起きる偏頭痛や高血圧にも役に立つようです。

不安やイライラは、心の老化につながります。これまで私がお会いしてきた百寿者の方々は、皆さん大変楽観的で前向きで、ストレス解消がとても上手でした。アルルの町の人のように、ラベンダー茶を飲んで、ゆったりとリラックスする習慣があれば、健康長寿になって当然だと思います。

また、アルルのラベンダー茶は、太陽をたっぷり浴びたラベンダーから作ったお茶ですから、やはりファイトケミカルが豊富です。これもまたカルマンさんの長寿の要因といえるでしょう。

さらにプロヴァンス地方は、オリーブオイルの産地としても知られています。カルマンさんも好んで料理に使い、美容のために顔や手足に塗っていました。オリーブオイルはオレイン酸を豊富に含んでいるため、血液中の悪玉コレステロールを減らし、動脈硬化を予防する働きが期待できます。さらにオレイン酸には骨を丈夫にする働きもあります。また、オリーブオイルにはポリフェノールやビタミンEも含まれているのでアンチエイジング効果があります。プロヴァンス地方のオリーブオイルはとりわけ強い紫外線を浴びてファイトケミカルが豊かです。これを毎日食べ、体に使い続けていたのですから、おそらく大変なアンチエイジング効果があったことでしょう。

カルマンさんが１２２歳まで健康で長生きするために、アルルの特産であるラベンダーとオリーブオイルも、ひと役かっていたと考えられますね。

日光浴で骨粗しょう症を予防

カルマンさんが人生最後の日々を過ごしたのは、ジョセフ・アンベール中央病院に併設する介護施設です。ここを訪れて最も印象に残ったのは、多くの入居者が建物の中に引きこもらず、外に出ていることでした。

広々とした庭にはベンチが点在し、高齢者の皆さんが座って日光浴をしています。車椅子の人も庭に出て、気持ちよさそうに太陽の光を浴びています。カルマンさんも、毎日べ

カルマンさんが晩年を過ごした介護施設

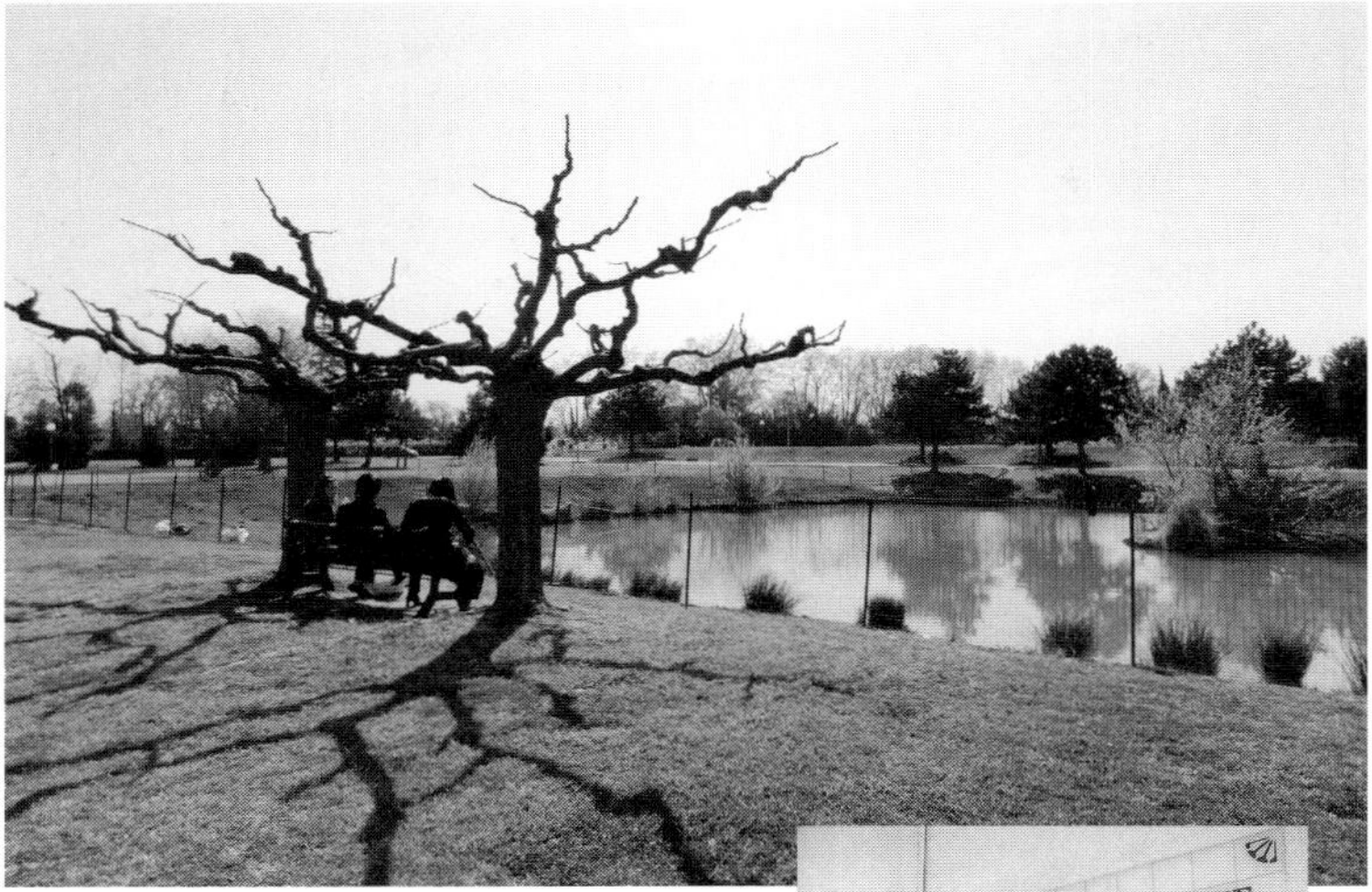

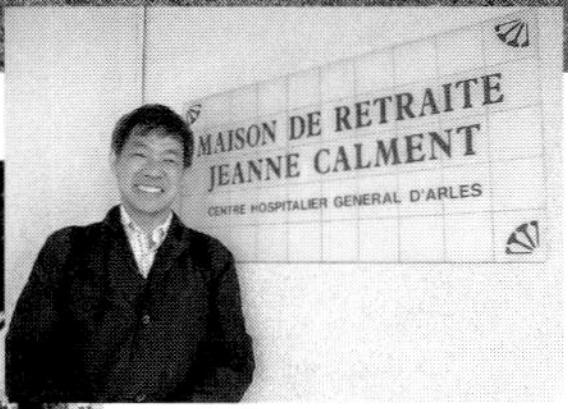

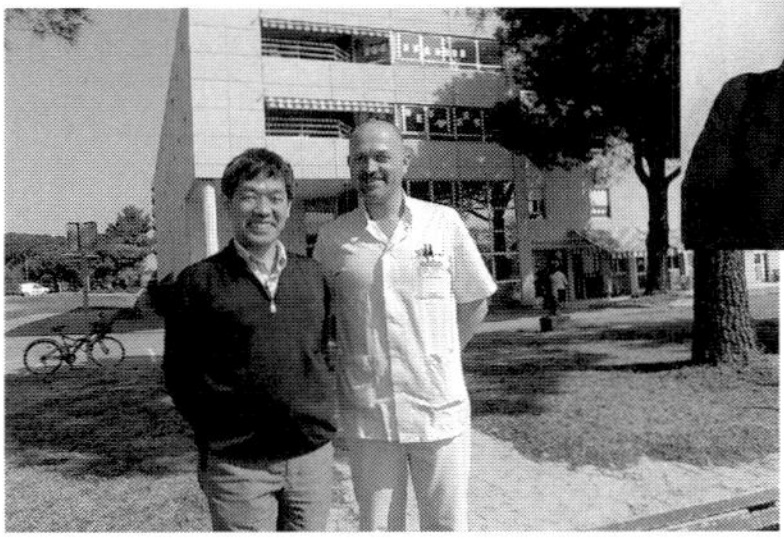

ジャンヌ・カルマンさんが114歳から122歳まで過ごした、ジョセフ・アンベール中央病院に併設する「ナーシングホーム」と呼ばれる介護施設に行ってきました。建物の前には気持ちのいい湖と広々とした庭があり、高齢者の皆さんが思い思いに日光浴をしていました。職員の方にカルマンさんがいた当時のお話をうかがったところ、やはりカルマンさんも毎日外のベンチに座って、太陽の光を浴びていたそうです。

ンチに座ってのんびり過ごしていたそうです。
カルマンさんは、１１４歳で骨折をするまでひとりで何でもできるぐらい、大変元気で骨も丈夫でした。私はカルマンさんが愛用していたというベンチに座ってみましたが、なるほどこれならいつまでも元気で、骨も強くなると感じました。

理由を説明しましょう。高齢期の骨や筋肉、脳の機能を保つためには、ビタミンDを摂ることが重要です。これは食べ物にも含まれていますが、残念なことに食事だけでは十分な量を摂ることができません。足りない分はどうするかというと、日光浴で補うのです。

太陽の光を浴びると、紫外線が皮膚でコレステロールを変化させて、ビタミンDを作ります。ビタミンDが不足すると骨が弱くなり、骨粗しょう症の原因にもなります。高齢者の生活を快適にするために、しっかりと日光浴をすることが必要不可欠なのです。

日本の元気な長寿者のおひとりである三浦敬三さんも、太陽の光をよく浴びていました。99歳でモンブランの滑走に成功し、１０１歳で亡くなった三浦さんは、生涯現役のプロスキーヤーでした。20歳から１００歳まで、年間１５０日、一日8時間雪の中にいて、紫外線を浴びていたことが、骨や筋肉を丈夫にするためにひと役かっていたと思われます。三浦さんは一度も日焼け対策をしなかっただけでなく、98歳まで日焼け止めクリームの存在も知らなかったといいます。

ただし、何事もやり過ぎは禁物です。一般に日光浴は、一日15分程度が最適とされています。夏の強い陽射しの下で何時間も過ごし、真っ赤に日焼けするようなことは避けましょう。

私は長年、健康長寿について研究を重ね、三浦敬三さんをはじめ大勢の長寿者の方々にお話を伺ってきました。残念なことに生前のジャンヌ・カルマンさんにお会いすることはできませんでしたが、その存在は常に気になり、どういう生活を送っていたのか関心を寄せていました。ようやく生誕の地を訪れたことで、彼女の生涯を身近に感じられたことをうれしく思います。そして健康長寿に関する新たなヒントを得ることができました。

さんさんと降り注ぐプロヴァンスの太陽が、カルマンさんの身体を内側から若返らせ、外側から丈夫にしたのですね。

きわめて強いアンチエイジング効果をもつ赤ワインポリフェノール

プロヴァンス地方への旅で得た最も大きな収穫は、さんさんと輝く太陽がもつ紫外線の力を実感したことでした。

紫外線をたっぷり浴びたファイトケミカル豊富な果物や野菜、赤ワイン、オリーブオイルを毎日とるアルルの人たちの食生活は、まさにアンチエイジングのお手本です。なかでも私が注目したのはファイトケミカルのひとつであるポリフェノール、その濃縮エキスともいえる赤ワインです。

プロローグでお話ししたように、20年前の赤ワインブームは「フレンチパラドックス」から起こりました。「動物性脂肪をたくさん摂っているフランス人に心臓病が少ないのは、日常的に赤ワインを飲んでいるからだ」という説、これはフランスで数日を過ごすうちに、なるほどそうかもしれないと感じました。実際にフランスの食事はバターやチーズが多いですし、皆さん赤ワインをよく飲んでいます。しかも値段が手ごろなテーブルワインが、どれも美味しいのです。

なぜこれほどまでにフランスの人はよくワインを飲むのでしょうか。一説によると、ヨーロッパでは井戸から良質な水が得られなかったからだといいます。ヨーロッパの国は石灰質の大岩盤の上にあるため、日本のように「どこを掘っても水脈にあたる」というわけにはいきません。ようやく手に入れた水も石灰質を多く含んでいます。

そこでヨーロッパの人々は、水が少なくても育つブドウの木を育て、その果実を搾って水分を得ようと考えました。ローマ軍は駐屯地を作るとき、真っ先にブドウの木を植えて水分を確保したとも言われています。

このブドウの果実からとった水分をより長持ちさせるために、発酵させて保存できるようにしたのがワインです。つまりフランスをはじめとするヨーロッパの人にとって、ワインは文字通り「水の代わり」なのですね。

いろんな種類のポリフェノールを含むのが強み

今回の旅で、ブドウの産地であるプロヴァンスの陽射しを体感し、この紫外線の強さなら、確かにポリフェノールの豊富な赤ワインができるだろうと感じました。ポリフェノールはファイトケミカルの一種で、植物が紫外線から自らを守るために作りだす成分です。ですから、太陽が強く照りつける土地ほど、ポリフェノールがたっぷり含まれたブドウが育つのです。

ポリフェノールという言葉も、いまではよく知られるようになり、「健康にいい」というイメージが定着しているようです。けれども、具体的にどのような作用をもっているのかと聞くと、はっきり答えられない人が多いかもしれません。また、最近の研究ではさらにすごい健康効果があることが、次々に明らかになってきました。

この健康効果に触れる前に、ポリフェノールについてもう少し説明しましょう。

ポリフェノールは植物がもつ色や苦味などの成分の総称で、その数は5000種類以上にのぼります。ほとんどの野菜や果物にあり、一般に色の濃いものや渋味の強いものに多く含まれています。近年、健康効果がクローズアップされているトマトのリコピン、大豆のイソフラボン、ブルーベリーのアントシアニン、緑茶のカテキン、蕎麦のルチン、ウコンのクルクミン、チョコレートのカカオマスポリフェノール……みんなポリフェノールの一種です。

赤ワインの原料であるブドウにも10種類以上のポリフェノールが含まれていますが、主なものは次の通りです。

- **ブドウの皮にある→アントシアニン、フラボノイド、レスベラトロールなど**
- **ブドウの種にある→カテキン、ケルセチン、プロシアニジン、タンニンなど**
- **ブドウの果肉にある→カフタリック酸、クータリック酸、クロロゲン酸など**

この中で、最近急速に注目を集めているのが、皮に含まれているレスベラトロールです。これについては次章で詳しくご紹介しますので、名前だけ覚えておいてください。もちろん、赤ワインの中にはこれらのポリフェノールが入っています。そして、熟成期間が長くなるほど、これらの赤ワインポリフェノールが溶け出して、新たなポリフェノールが作られます。つまり、熟成させたものほど、健康効果が倍増されるのです。

活性酸素と戦い、体がサビるのを防ぐ

では、赤ワインポリフェノールにはどういう効果があるのでしょう。

最も強力なのは「抗酸化力」で、これは文字通り酸化を防ぐ働きです。体は酸化すると老化します。空気に触れた鉄がサビついたり、りんごが茶色く変化したりするのをイメージするとわかりやすいでしょう。

そしてこのように細胞が酸化する原因は「活性酸素」にあります。活性酸素という言葉もすっかり有名になり、いまや「体に害を与えるもの」「老化の原因」として定着してきた感がありますね。でも人は酸素がないと生きていけないのに、その酸素が悪さをするなんて、不思議な感じがしませんか。なぜこのようなことが起こるのでしょうか。

呼吸によって人の体内に取り込まれた酸素は、血液中のヘモグロビンと結合し、栄養素

をエネルギーに変換させるときに消費されます。このとき一部に生化学変化が起こり、活性酸素に変わってしまうのです。

この活性酸素は、必ず悪さをするとは限りません。通常は体内にあるＳＯＤ（スーパーオキサイドディスムターゼ）という酵素が働いて、毒性を消してくれます。人間の体には、抗酸化システムが生まれつき備わっているのです。

ただし、この抗酸化能力は、年齢とともに低下してしまいます。最も能力が高いのは25歳で、40歳を過ぎるとガクンと衰えてしまうのです。

また、何らかの原因で活性酸素が増えた場合も、体のもつ抗酸化システムでは対応しきれなくなってしまいます。活性酸素が発生する要因としては、大気汚染、紫外線、排気ガス、飲酒、喫煙、ストレス、食品添加物、残留農薬などがあげられます。つまり、現代を生きる私たちの周りには、活性酸素を生み出す原因が山ほどあるということですね。

こうして体内に生じた活性酸素は、細胞を酸化させます。これが積み重なると細胞が老化して、シミや皺の原因になります。

活性酸素には、細胞の正常な働きを失わせる働きもあります。その結果、動脈硬化やがん、糖尿病、認知症、白内障などの病気を引き起こすとされています。

つまり活性酸素は、細胞を酸化させ、老化や病気を引き起こします。赤ワインのポリフェノールには、それを阻止する力があるのです。

最新医学でここまでわかった！赤ワインポリフェノールの実力

さらに具体的にみていきましょう。最新の医学では赤ワインを飲むと、次のような健康効果が期待できるということがわかっています。

①動脈硬化を予防

赤ワインの力が最初に注目されたのは、フランス人に心臓病で亡くなる人が少ないという事実からでした。心臓病の引き金になるのは、動脈硬化です。つまり、赤ワインのポリフェノールには、動脈硬化を予防する効果があると考えられます。

赤ワインポリフェノールが具体的にどのように働くのかをみる前に、まず動脈硬化とは何かという話からしていきましょう。

動脈硬化は、動脈の内側にコレステロールなどがたまって、血管の弾力性がなくなる状態です。血管が硬くなると血液の流れも悪くなり、ひどくなると血液が詰まったり血管が破裂したりします。

これが脳の血管で起こると、脳卒中の原因になります。心臓の筋肉に血液を運ぶ冠状動脈で起こると、心筋梗塞を起こすことがあります。いずれも命にかかわる病気です。

血管壁の内側にたまるコレステロールは、悪玉コレステロール（ＬＤＬ）が活性酸素によって酸化した、酸化ＬＤＬです。ですから、ＬＤＬが酸化するのを阻止できれば、動脈硬化も防げるということです。

もうおわかりですね、赤ワインポリフェノールには、ＬＤＬの酸化を防いで動脈硬化を予防する働きがあるのです。

フレンチパラドックスが話題になっていた１９９３年、赤ワインとＬＤＬと関係を明らかにする実験がイギリスで行われました。これは男女各５人ずつに赤ワインを飲ませ、30分おきに採血をして血清の抗酸化力を調べるというものです。その結果、赤ワインを飲むとすぐに抗酸化力があがり、ＬＤＬの酸化を抑えることがわかりました。

活性酸素がＬＤＬに攻撃をしかけてきたとき、赤ワインポリフェノールは真っ先に酸化されることで、ＬＤＬが酸化ＬＤＬになるのを阻止します。いわば赤ワインポリフェノールがＬＤＬの身がわりになることで、体を動脈硬化から守るというわけです。

②がんを予防

がんにかかる要因はいくつもありますが、そのひとつが活性酸素です。加齢や環境など

郵便はがき

お手数ですが
50円切手を
お貼りください

163-8691

東京都新宿支店 郵便私書箱39号

（株）メディアファクトリー 出版事業局

『なぜ**長寿**の人は**赤ワイン**を飲んでいるのか？』

愛読者係行

□下記のプライバシーポリシーに同意して以下を記入します

ご住所 〒□□□-□□□□

フリガナ

お名前

ご職業

□会社員·公務員　□自営業　□アルバイト　□主婦　□学生　□無職

□その他（　　　　　　　　　　　　　　　　　　　　　　　　）

※お預かりした個人情報は、今後の本作りの参考にさせていただく以外、別の目的で使用することはありません。新刊情報などのご送付を希望されない場合、ご住所を記入いただく必要はありません。

【個人情報取得について】
お預かりした個人情報は、当社からの新刊情報などのお知らせ、今後のアンケートにご協力の承諾をいただいた方へのご連絡に利用します。個人情報取扱い業務を外部委託することがあります。
個人情報管理責任者：株式会社メディアファクトリー　出版事業局　局長
個人情報に関するお問合せ先：カスタマーサポートセンター
TEL：0570-002-001（受付時間：10時～18時　土日祝日除く）

なぜ**長寿**の人は**赤ワイン**を飲んでいるのか？

● 本書の発売をどうやってお知りになりましたか？（複数回答可）

□ 新聞、雑誌広告で（掲載紙誌名：　　　　　　　　　　　　　　　　　　　　　　　　　　　）
□ 書評・新刊紹介で（掲載紙誌名：　　　　　　　　　　　　　　　　　　　　　　　　　　　）
□ 書店の店頭で　　　　　　　　　　　　　□ 友人や知人にすすめられて
□ WEBで（　　　　　　　　　　　　　　　　　　　　　　　　　　　　　　　　　　　　　）
□ その他（　　　　　　　　　　　　　　　　　　　　　　　　　　　　　　　　　　　　　）

● 本書を購入いただいた理由はなんですか？（複数回答可）

□ テーマ・タイトルに興味をもったので　□ 著者にひかれて
□ 装幀にひかれて　　　　　　　　　　　□ 広告・書評にひかれて
□ その他　（　　　　　　　　　　　　　　　　　　　　　　　　　　　　　　　　　　　　）

● 健康上の気になる点を教えてください（例：血圧など）

（　　）

● 気になる健康法やダイエット法を教えてください

（　　）

本書に対するご感想・作者へのメッセージをお願いいたします。

※あなたのコメントを新聞広告などで使用してもよろしいですか？（本名は掲載しません）□はい　□いいえ

※アンケートにご協力いただき、ありがとうございました。あなたのメッセージは著者にお届けします。お手数ですが、右欄もご記入ください。

お住まいの地域		性別	年齢
都道府県	市区町村	男・女	

何らかの原因で活性酸素が過剰になると、細胞を守っている細胞膜や核膜に傷をつけます。さらにＤＮＡまでもが傷つけられてしまうと、その細胞はがん化してしまうのです。

赤ワインポリフェノールの強い抗酸化力は、このように活性酸素が悪さをするのを抑える働きをします。

また最近では、赤ワインポリフェノールの中でも、特にレスベラトロールにがんを予防する効果があるのではないかと期待が寄せられています。これについては第２章で詳しくご紹介しましょう。

③アルツハイマー病を予防

赤ワインはまた、認知症の予防効果が期待されています。

最初に注目されたのは、１９９７年。フランスのボルドー大学の研究グループが、毎日一定量のワインを飲み続けることでアルツハイマー病の発症を予防できると発表しました。地域の老人ホームに入居している65歳以上の高齢者を対象に、数年間にわたって調査したところ、毎日ワインを飲んでいる人は、飲まない人に比べてアルツハイマー病の発症率が４分の１と非常に低かったのです。

その後、世界中の研究者が、これもやはり赤ワインポリフェノールの抗酸化力と関係があるのではないかと、研究を重ねています。

２００６年には、アメリカの実験生物学誌「FASEB Journal」に、マウスによる実験結果が発表されました。マウントサイナイ医科大学の研究チームによると、アルツハイマー病型の脳にしたマウスを３つのグループにわけて、それぞれ別の飲み物を与えたそうです。

１つめのグループは水、２つめのグループは６％のエタノール、３つめのグループは赤ワインを水で薄めたもの。これらを生後４カ月から与え続け、11カ月のときに記憶力のテストを行いました。これは毎日同じ迷路を通過させるというものですが、赤ワインのグループはすぐに順路を覚え、２～３日で通過時間がグンと短くなったのです。水やエタノールのグループと比べると、その差は歴然でした。

また、脳内にあるアミロイドβたんぱく（Aβ）と老人斑の面積も比較しました。この２つは、アルツハイマー病が進行すると脳に蓄積すると考えられています。赤ワインを与えられていたグループは、アミロイドβたんぱく、老人斑ともに４カ月の頃よりも減少し、ここでも水やエタノールのグループと大きく差をつけました。

実験に使われた赤ワインは、カベルネ・ソーヴィニヨンというブドウ品種から作られたもので、フェノリン酸やフラボノイド、アントシアニンなどのポリフェノールを豊富に含んでいます。赤ワインポリフェノールには、認知症を防ぐ効果も期待できるのです。

少量の赤ワインで認知症予防
（マウスによる実験）

迷路の到着時間が短くなった

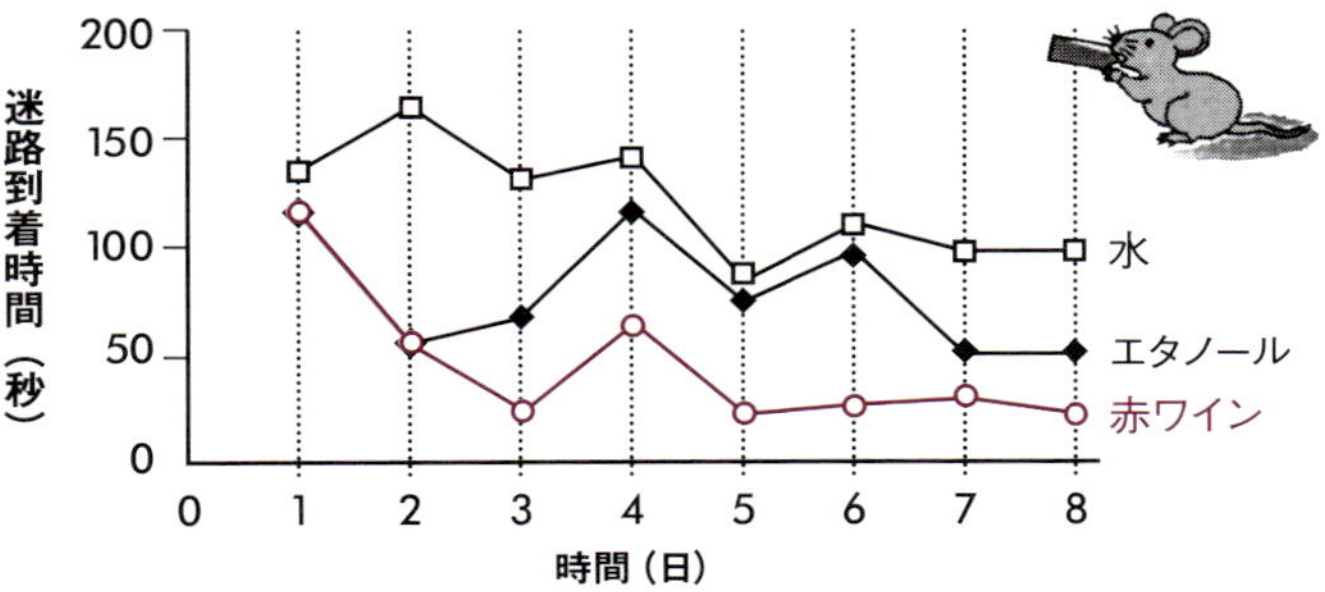

脳内のAβの量が減った

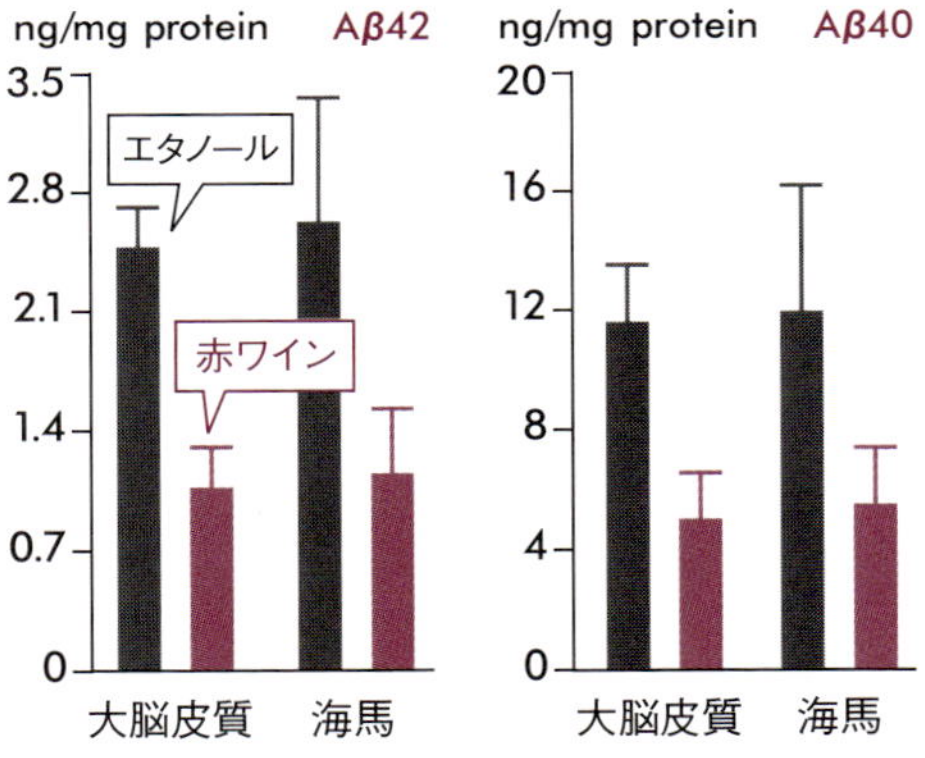

脳内の老人班の面積が減った

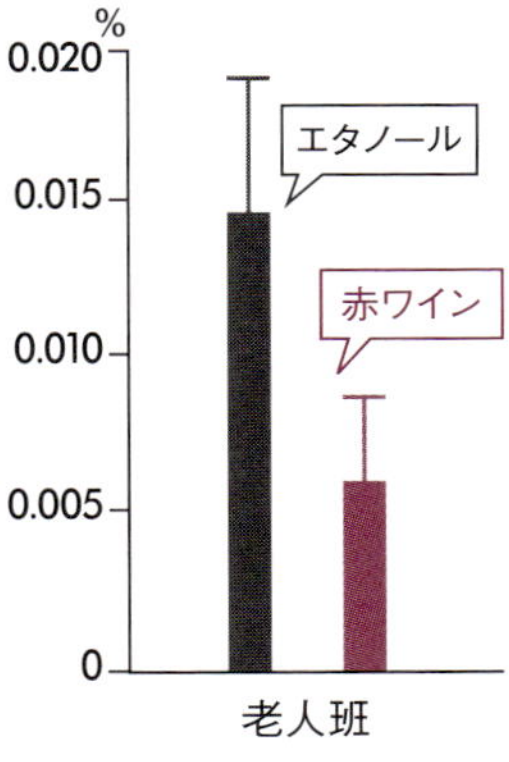

出典 :「マウントサイナイ医科大学の研究チームにマウスによる実験結果」
（生物学誌「FASEB Journal」2006より引用改変）

④高血圧を予防

赤ワインポリフェノールは悪玉コレステロールが血管壁にたまるのを抑える働きがあります。このため血液がスムーズに流れるようになり、血圧も正常に戻ります。

イタリアにあるプレーシャ大学の研究グループによると、樫の木の樽で熟成させた赤ワインは、ステンレスのタンクで熟成させたものよりも、血管を拡張させる作用が強いことがわかったそうです。つまり樫の木の樽で作られた赤ワインのほうが、高血圧に効果があるのですね。

また赤ワインはカリウムも豊富です。カリウムには、体内のナトリウムを排出する働きがあり、血液中の塩分を減らすことで、血圧を下げてくれます。

さらに、赤ワインを飲んでリラックスすることで、血圧が下がる効果も期待できます。

ただし一方で、アルコールには血圧を上げる働きもありますから、飲みすぎは禁物です。高血圧の人は、一日に赤ワインを１杯程度というのを目安にしてください。

赤ワインの中でポリフェノールが多いタイプは？

赤ワインポリフェノールは、すべての赤ワインに含まれていますが、その量はワインの種類によって異なります。

赤ワインは世界中で作られていますし、使われているブドウの種類もさまざまです。ポリフェノールはブドウの皮と種に主に含まれているので、一般に粒の小さなブドウから作られたワインのほうが、皮の比率が多くなるので含有量が多いといえるでしょう。

また、とれた年によっても含有量が変わり、強い紫外線を浴びた年ほどポリフェノール濃度が高くなります。口に含んだときに、渋味を強く感じるものほど、ポリフェノールが多いと考えてもいいでしょう。

ブドウの品種でいうと、カベルネ・ソーヴィニヨンやネッピオーロが多く、ピノ・ノワールやメルローは少なくなります。より強い抗酸化力を求めるのでしたら、カベルネ・ソーヴィニヨンを選ぶといいでしょう。

さらに、ボジョレーヌーボーのように新しいものよりも、熟成した高級ワインのほうがより抗酸化力が強くなります。健康効果を期待するのなら、ビンテージワインを飲むといいですね。

主なブドウ品種の特徴

ブドウ品種	特　徴
サンジョベーゼ	主な栽培地域はイタリア中部で、キャンティにも使用されている品種。程よい酸を含むやわらかな味わいのワインになる。
ブルネッロ	イタリア・トスカーナ地方で多く栽培されているブドウ品種。重厚で良質な赤ワインとなる。
モンテプルチアーノ	色は濃い紫で、渋味と酸味のバランスがよく、程よいコクをもったワインとなる。
プリミティーヴォ	カリフォルニアではジンファンデルと呼ばれているが、若干風味が違う。プリミティーヴォは豊かな酸味と木イチゴのような香りを持ち、色が濃いのが特徴。
ネロ・ダボラ	イタリア本土のカラブリア地方原産の品種。シチリア島で産する最良の赤ワイン用ブドウのひとつ。タンニンを豊富に含み、果実味あふれる力強いワインとなる。
ピノタージュ	ピノ・ノワール種とサンソー種を交配させた、南アフリカで開発されたブドウ品種。濃厚な果実味とスパイシーな風味のワインとなる。
マルベック（コットまたはコー）	フランス南西地方カオールやアルゼンチンで多く栽培されている。バランスのよい、香りがよく力強いワインになる。スパイシーで熟成に耐え、濃色でタンニンの強い、ブルーベリーやスミレのような香りのするワインを生む。
カルムネール	もともとはフランス・ボルドーで栽培されていたが、近年はチリで多く栽培され、チリを代表する品種になっている。深い色合いで、タンニンが豊富で、熟したベリー類のような果実味あるワインになる。
ジンファンデル	イタリアではプリミティーヴォと呼ばれている。現在はカリフォルニアでよく使用されているブドウ。ブラックチェリーのような香りとスパイシーな味わいで、ボディのしっかりしたワインを生む。

※赤ワインのタンニン、ポリフェノールの量は、ここに紹介したブドウ品種はもちろん、生産地、その年の天候、醸造者、醸造方法などの条件によっても異なります。

topics

赤ワインに使われる

ブドウ品種	特　徴
カベルネ・ソーヴィニヨン	世界で最も有名なワイン用ブドウ品種。濃厚な色で、渋味と酸が豊富、重厚な味わいのワインが作られる。中には、長期熟成を要するものも多い。
メルロー	美しい鮮紅色、タンニンがやわらかで、なめらかな口当たりのワインが作られる。
ピノ・ノワール	フランス・ブルゴーニュ地方の代表的赤ワイン用ブドウ品種。酸がしっかりとしていて、ラズベリーのような香りのワインになる。熟成させるとよりいっそう、エレガントな味わいになる。
ガメ	ガメ種で作られるワインでは、ボージョレが有名。特にヌーボー（新酒）は明るいルビー色で渋味の少ないフレッシュでフルーティな味わい。若飲みタイプが一般的ではあるが、クリュ・ボージョレ（ボージョレ北部の指定 10 生産地のもの）には熟成に耐え、深い味わいのものが多い。
シラー（シラーズ）	コート・デュ・ローヌ地方の赤ワイン用ブドウ品種としてよく知られ、英語圏ではシラーズと呼ばれている。スパイシーでコクのあるワインとなる。
グルナッシュ	世界で栽培面積 2 位のブドウ。スペインでは、ガルナッチャと呼ばれる。シラーなどとブレンドされることが多く、果実味と酸味のバランスがよく、ボリューム感のあるワインになる。
カリニャン	南フランスのラングドック地方で多く栽培されている品種。もとはスペイン原産でスペインではカリニェナと呼ばれる。果実味があり、酸味や渋味がしっかりしたワインになる。
テンプラニーリョ	スペイン・リオハの代表的な赤ワイン用ブドウ品種。果実味に富み、しっかりとしたワインが作られ、熟成させるとより深みが出るものもある。
バルベーラ	イタリアのピエモンテ州で栽培されているブドウ品種。ルビー色で、タンニンが少なく、酸味がしっかりとしたワインとなる。
ネッビオーロ	イタリアの黒ブドウでは最高品種。みごとな果実の香りとコクをもつ、すばらしいワインを生む。バローロ、バルバレスコなどに使用される。果実味豊かでタンニンと酸を含んだワインになる。

白ワインやシャンパンではダメ？

もしかしたら「ワインは白のほうが好きなんだけど」「シャンパンじゃダメなの？」という人もいるかもしれませんね。

皆さんご存じの通り、赤ワインの「赤」はブドウの皮の色です。赤ワインは皮が濃い紫色をした黒ブドウ品種から作られます。これは一般に食べられている食用のブドウとは違い、赤ワイン用のブドウです。食用のブドウは、果肉がたっぷりあって甘いですが、赤ワイン用は皮が厚く、果肉に酸味があります。皮と種をとらずに丸ごと果汁を搾るため、旨みや酸味がつき、色が赤くなるのです。

一方、白ワインはマスカットのように皮が緑色の白ブドウ品種から作られます。さらに皮と種を取り除いてから果汁を搾るので、色がつきません。また、白ワインの中には黒ブドウ品種から作られるものもあります。この場合も皮と種と取り除いてから果汁を搾るので、やはり色がつきません。残念ながら白ワインやシャンパンでは、赤ワインのように豊富にポリフェノールは含まれていません。

健康に効果のあるポリフェノールは、皮や種に含まれています。ですから、白ワインでは赤ワインと同じような薬効は期待できないのです。

Column

1

飲めない人に朗報！　皮ごと食べる「ナガノパープル」

アルコールが苦手で赤ワインを飲めないから、赤ワインポリフェノールも摂ることができないという方、諦める前に、少し考えてみてください。赤ワインポリフェノールはもともとブドウの皮と種に含まれています。つまり、皮ごとブドウを食べれば、ポリフェノールもしっかり摂れるのです。

そうはいっても、ブドウの皮は渋くて食べづらいもの。いくら健康長寿にいいからといって、皮ごと食べるなんて……と思われるかもしれませんね。大丈夫。丸ごと食べられて、しかも美味しい品種があるのです。

そのブドウの名前は「ナガノパープル」。一見すると巨峰のようですが、口に入れるとまるで違います。皮がシャリッと食べやすくて、渋味も口に残りません。さっぱりとした甘さで、皮や種を出す面倒もないので、どんどん口に運んでしまいます。

さらにうれしいのは、ポリフェノールが豊富なこと。1房食べると、場合によっては赤ワイン1本分と同じ程度のポリフェノールを摂ることができるのです。

まだ新しくて生産量が少ない品種ですが、お店でみかけたらどうぞお試しください。

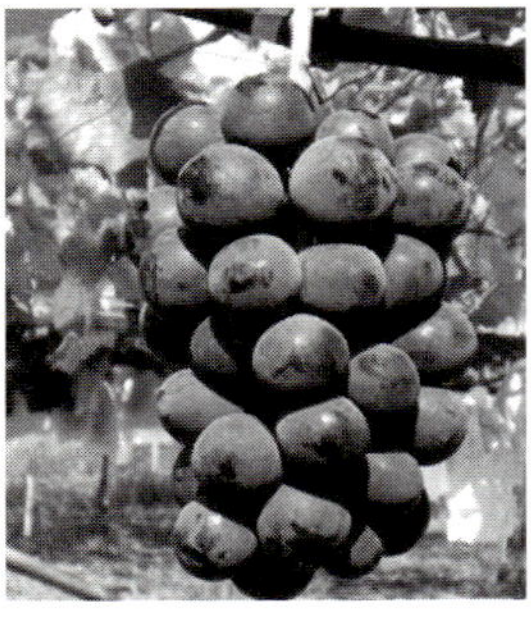

Column 2 赤ワインにまつわる素朴な疑問

Q 赤ワインを飲むと頭が痛くなります。どうしたらよいですか？

A 酸化防止剤無添加ワインを選び、チーズやイクラをおつまみにしないこと

白ワインならば大丈夫なのに、赤ワインを飲むと頭痛がするという方がいますね。理由はよくわかっていないのですが、一説には亜硫酸塩が原因とも言われています。ほとんどのワインは、酸化防止剤として亜硫酸塩を使っていて、敏感な方が飲むと頭が痛くなることがあるようです。酸化防止剤無添加のワインもありますので、一度試してみてもいいかもしれません。

また赤ワインに含まれるチラミンという化学物質が要因になっているという説もあります。これは動植物界に広く分布しているアミンの一種で、神経伝達に影響を与えます。チラミンは乳製品やイクラなどにも含まれますので、頭痛を起こしやすい人は、赤ワインと一緒にこうした食材をとらないようにするといいでしょう。

Q お酒が飲めません。赤ワインポリフェノールを摂る方法は？

A ノンアルコールワインを飲むか、赤ワインを料理に使ってください

最近では、ノンアルコールの赤ワインも出ているので試してみてはどうでしょう。ポリフェノールも豊富で、カロリーも低いようです。

また、赤ワインポリフェノールは熱に強いので、料理に入れても壊れることがありません。火を通すとアルコールがとびますから、お酒に弱い人でも大丈夫。飲めない人は、赤ワインを料理に使うといいですね。赤ワインには肉を柔らかくしたり、生臭みを消したりする効果があるので、煮込み料理には特におすすめです。

もちろん、飲める人、赤ワインが好きな人も、どうぞ赤ワインを料理に使ってください。料理に入れると、あわせて飲む赤ワインとの相性がよくなりますし、ポリフェノールをより多く摂ることができて一石二鳥です。

chapter
2

赤ワインに豊富に含まれている

長寿遺伝子をオンにするレスベラトロール

topics

赤ワインはレスベラトロールの宝庫

【 食品に含まれるレスベラトロールの濃度 】

食 品	レスベラトロール 濃度
赤ワイン	**0.1 ～ 14.3 mg/ℓ**
白ワイン	0.1 ～ 2.1mg/ℓ （一般的に 0.1mg/ℓ以下）
赤ブドウジュース	0.5mg/ℓ（平均）
白ブドウジュース	0.05mg/ℓ（平均）
ブドウ	0.16 ～ 3.54 μg/g
ブルーベリー	最大 32 ng/g
ビルベリー	最大16 ng/g
ピーナッツ	0.02 ～ 1.92 μg/g
ピスタチオ	0.09 ～ 1.67 μg/g
イタドリ茶	0.68 mg/ℓ

＊単位について
1mg＝ 0.001g
1μg＝ 0.001mg
1ng＝ 0.001μg

出 典：Baur JA, Sinclair DA : Therapeutic potential of resveratorol :the in vino evidence. Nat Rev Drug Discov 5(6) 493-506,2006

赤ワインポリフェノールのひとつ レスベラトロールとは？

ここまでは赤ワインに含まれるポリフェノールのお話をしましたが、その中に「レスベラトロール」という名前があったのを覚えていますか。複数のポリフェノールから構成される赤ワインポリフェノールの一種で、ブドウの皮にある成分、それがレスベラトロールです。

右の表をみてわかるように、赤ワインには豊富なレスベラトロールが含まれています。また、赤ワインより量は少ないですが、ブドウ、ベリー類にも含まれます。ピーナッツはおもに茶色い薄い皮に多く含まれています。

健康に関心のある方なら、最近よく耳にすると感じるかもしれませんね。そうです、このレスベラトロールは、いままさに注目を集めている栄養素なのです。

とはいっても、レスベラトロール自体は新しいものではなく、１９３９年には発見されていました。実は最初にみつけたのは、日本人の学者です。北海道帝国大学の高岡道夫氏が、有毒植物であるバイケイソウからレゾルシノール構造をもつ抗酸化物質を発見し、レスベラトロールと命名しました。また、１９６３年にはイタドリの根である虎杖根（こじょうこん）からレスベラトロールがみつかっています。これは古くから漢方として使われてきた植物で、生理不順や神経痛などに効くとされていました。

とはいえ、この頃はまだレスベラトロールは、知る人ぞ知る存在でした。

現在のような〝人気者〟になったきっかけは、１９９０年代の赤ワインブームです。このとき初めて、赤ワインからレスベラトロールが見つかり、赤ワインの健康効果＝レスベラトロールの効果ではないかと、多くの研究が行われるようになったのです。

これまでのところ、大腸がんや皮膚がんなどさまざまながんに対する有益な効果が報告されています。１９９７年には、イリノイ大学研究チームがマウス実験を行い、発がん過程の初発期、促進期、悪性化の３段階すべてにおいてがん細胞の減少がみられたと報告しています。

さらに心疾患や神経障害などにも有効とされています。ただし気をつけなければいけないのは、これらのほとんどは培養細胞を用いた研究か、動物実験での結果だということです。人間を対象とした研究はまだまだ少ないということも、心にとめておいてください。

レスベラトロールに期待されるこれだけの効能

　レスベラトロールには非常に強い抗酸化力と抗炎症力があることがわかっています。活性酸素を消去する働きがあるということは、がんにも有効だと考えられます。実際にがん治療薬の研究開発も進められています。

　また、他の赤ワインのポリフェノールと同じく、心臓や血管系での動脈硬化を抑える効果もあります。なかでも現在最も効果が期待できるのは、糖尿病の改善作用です。

①糖尿病の改善

　２０１１年にハンガリーの研究チームが発表したところによると、人間を対象としたレスベラトロールの実験の結果、２型糖尿病男性のインスリン感受性が改善したそうです。

　糖尿病にはいくつかタイプがあり、２型糖尿病はインスリンの働きが悪くなって、血糖値が下がらなくなる病気です。インスリン感受性が改善したということは、簡単に言うとインスリンの働きがよくなったということ。つまり、レスベラトロールに糖尿病に対する効果があったということなのです。

　実験では５㎎のレスベラトロールを１日２回４週間投与したところ、インスリン感受性が優位に改善し、血糖値が下がりました。レスベラトロールの可能性が感じられる結果だと思います。

②放射線障害に効果

　人間を対象にした実験ではありませんが、マウスの実験でレスベラトロールが放射線障害を予防するという報告があります。２００８年にアメリカの放射線腫瘍学会で報告されたものですが、ピッツバーグ大学の放射線治療科教授のＪ・グリーンバーガー博士によると、レスベラトロールを注射したマウスと何もしないマウスに放射線をあてたところ、明らかにレスベラトロールを注射したマウスのほうが生存率が高かったそうです。レスベラトロールを摂ることで、マウスの細胞が放射線に抵抗力をもつようになったといいます。

　放射線は白血病やがんなどの原因になることもあり、人々の関心の高いところですから、今後の研究結果が待たれています。

③新陳代謝が盛んになり、肌が若返る

　またレスベラトロールは、若さを保つ効果があると期待されています。

若々しさの象徴といえば、特に女性の方の場合、肌の張りやうるおいですね。このような肌のみずみずしさを保つために、皮膚細胞はターンオーバーと呼ばれる新陳代謝を行っています。そして、この代謝に強くかかわりがあるのがテロメアです。テロメアについては後ほど詳しくご説明しますが、ここではテロメアが消耗してすり減ってしまうと、ターンオーバーがうまくいかなくなり、肌が衰えると覚えてください。

2003年、ハーバード大学の研究グループは、レスベラトロールにはこのテロメアの寿命を延ばす働きがあると発表しました。つまり、レスベラトロールを摂ることで、年齢を重ねても美肌をキープできる可能性があるわけです。女性はもちろん、若さを保ちたい男性の方にも朗報ですね。

④男性のED（勃起不全）にも効果

日本人の成人男性の4人に1人はED（勃起不全）で悩んでいるといわれています。

人間対象の実験ではありませんが、1998年に大阪大学大学院の研究チームが、レスベラトロールにはEDの改善に効果があるという報告をしています。糖尿病を発症させてEDにしたラットにレスベラトロールとED治療薬を4週間投与したところ、レスベラトロールを与えたラットが最も改善傾向が高かったそうです。現在では、レスベラトロールのもつ血管拡張や血流促進の働きが、EDの治療に有効ではないかと注目を集めています。

刻々と進行する老化にブレーキをかける長寿遺伝子とは？

日本でレスベラトロールが大きな話題になったのは、２０１１年６月のことです。ＮＨＫの番組『あなたの寿命は延ばせる～発見！長寿遺伝子～』の中で「レスベラトロールのサプリメントを飲めば寿命を延ばせる」かのように放送され、反響を呼びました。果たしてレスベラトロールには、本当にそのような力があるのでしょうか。

その話をする前に、まず老化のしくみについてご説明しましょう。

同窓会などで旧友と再会すると、人によって老化スピードに違いがあることに気づかされます。ある人は老けこんでいて、またある人は若々しさを保っている、その差はどこにあるのでしょうか。

多くの研究者が認めているのが、活性酸素の影響です。これは赤ワインポリフェノールのように抗酸化力のあるものを摂ることで、ある程度予防することができます。また、活性酸素が発生する要因である、大気汚染や紫外線、排気ガスを避けることでも、ある程度老化を遅くすることができます。もちろん食べるものも重要です。食品添加物や残留農薬を口にしないように気をつけ、飲酒や喫煙を控えましょう。それから、できるだけストレスのない生活を送ること。気持ちのいい緊張感は生きるために必要ですが、過度のストレスは老化に繋がります。

さらに体内の免疫力を上げることも大切です。適度な運動をし、しっかりと睡眠をとり、バランスのいい食事をすること。ファイトケミカルが豊富な野菜や果物、大豆食品、きのこ類、海藻類、発酵食品などを積極的に摂るといいですね。体の免疫力があがると、活性酸素が発生してもダメージを受けにくくなります。

百寿者の長寿遺伝子は〝オン〟になっている

老化について研究をするときには、長生きをしている人の生き方が非常に参考になります。第１章でご紹介したカルマンさんも、その一人です。生前のカルマンさんにお会いすることは叶いませんでしたが、残された記録や、周りの方の証言、そして実際に住んでいたところに足を運ぶことで、長寿のヒントを得ました。

もちろん現役の長寿者の方々にも助けていただいています。世界には１００歳を超えても健康で頭脳明晰なスーパー長寿者が何人もいらっしゃいます。

そして数年前から、この方たちにはある遺伝子が働いていることがわかってきました。これがいわゆる「長寿遺伝子」です。

長寿遺伝子とひとくちにいっても、これまでに見つかった長寿遺伝子は30個以上あります。中でも画期的なのは、２００３年にアメリカのマサチューセッツ工科大学（ＭＩＴ）のレオナルド・ガレンテ教授が発見した「サーチュイン（Sir2）」遺伝子です。

この遺伝子は、冷蔵庫に保管してあった酵母菌からみつかりました。ほとんどの酵母菌は寒さで死んでいたのですが、中にいくつか生き残ったものがありました。これらには何か特別な力があるに違いないと、詳しく調べてみたところ、活性化したサーチュイン遺伝子が現れたのです。

ガレンテ教授は、このサーチュイン遺伝子が、酵母の寿命を制御していることをつきとめました。さらに、線虫やマウスなどのほ乳類、そして人間の体にも、このサーチュイン遺伝子があることを発見しました。

命のろうそく〝テロメア〟を保護

さらに研究が進むにつれて、サーチュイン遺伝子は、染色体の末端についているテロメアを保護し、短くなるのを防いでいることもわかってきました。

テロメアというのは、染色体を守るキャップのようなものです。この長さには個人差がありますが、誰のテロメアでも細胞分裂が行われるたびに短くなります。つまり、加齢とともに消耗して短くなっていき、最後にはなくなってしまうことから、別名〝命のろうそく〟、〝寿命のものさし〟などと呼ばれています。ただし、この短くなるスピードにも個人差があり、速く短くなる人もいればゆっくりの人もいます。

テロメアが短くなるのが速い人、つまり早くからテロメアが消えてなくなってしまう人は、老化のスピードも速くなります。というのも、テロメアがなくなると、染色体がむきだしになってしまいます。すると染色体の中のＤＮＡが、分解酵素などの攻撃を受け、細胞の機能が衰えてしまうのです。

サーチュイン遺伝子がテロメアを保護するということは、こうした老化を抑えてくれるということなのです。

スイッチオンしなければ働かない

このサーチュイン遺伝子は、長寿の人だけがもっている特別なものと思われがちですが、実はそうではありません。うれしいことに、私たちが誰でももっています。

そうなると、当然疑問がわきますね。誰でも長寿遺伝子をもっているのに、なぜ長寿の人とそうでない人がいるのでしょう。

実はサーチュイン遺伝子には、３つの特徴があります。

1　温かい環境では活動しない。

2　取り除くと早死にし、増やすと長生きする。

3　活性化しなければ働かない。

ここで特に重要なのが3番目の条件です。いくら長寿遺伝子をもっていても、活性化させなければ長寿にはなれないのです。

サーチュイン遺伝子は、普段は働かない状態、つまりスイッチオフになっています。老化を防ぐためには、スイッチオンにしなければなりません。いい換えれば、スーパー長寿者の方々は、上手にこのスイッチをオンにしているということですね。

カロリー制限で活性化する

さて、ではどうすればサーチュイン遺伝子のスイッチをオンにできるのでしょう。

意外に感じるかもしれませんが、実はスイッチを入れるために必要なのは「飢餓状態」です。なぜか。この理由は、飢餓状態にある生き物について想像をめぐらせてみればわかるでしょう。

生き物にとって最も大切なのは、子孫を残すことです。食べるものがなく、生きるのが精いっぱいの状態になっても、ギリギリまでがんばって子孫を残そうとします。もう少し生きていれば食べ物にありつけるかもしれない、というときに、必要なのは若さを保つことでしょう。せっかく食べ物を手に入れても、老化して子孫を残す機能が失われてしまっていたら、何にもなりませんからね。そのため生き物が飢餓状態になると、サーチュイン遺伝子が活性化して、老化が抑制されるのではないかと考えられています。

また、もともとサーチュイン遺伝子は、寒くてエサもない冷蔵庫の中で発見されました。やはり生きるのが厳しい状況ほど、サーチュイン遺伝子が活性化するということが、この話からもわかります。

ガレンテ教授は酵母菌で実験を続ける中で、飢餓状態を作り出すためにカロリー制限を行いました。その結果、酵母菌のエサであるブドウ糖の量を減らし、カロリーを25％程度に低く抑えると「ＮＡＤ（ニコチンアミドアデニンジヌクレオチド）」という補酵素が出ることがわかりました。そしてこれがサーチュイン遺伝子にまとわりついて、活性化させることを発見したのです。

このＮＡＤは人間の体内にも存在します。そして摂取カロリーを制限すると細胞内のＮＡＤ濃度が高くなることがわかっています。つまり、人間が食べる量を減らしてカロリー制限すると、ＮＡＤが増え、サーチュイン遺伝子が活性化して、老化を抑える働きを始める、というわけです。

カロリー制限によって、寿命が延びた

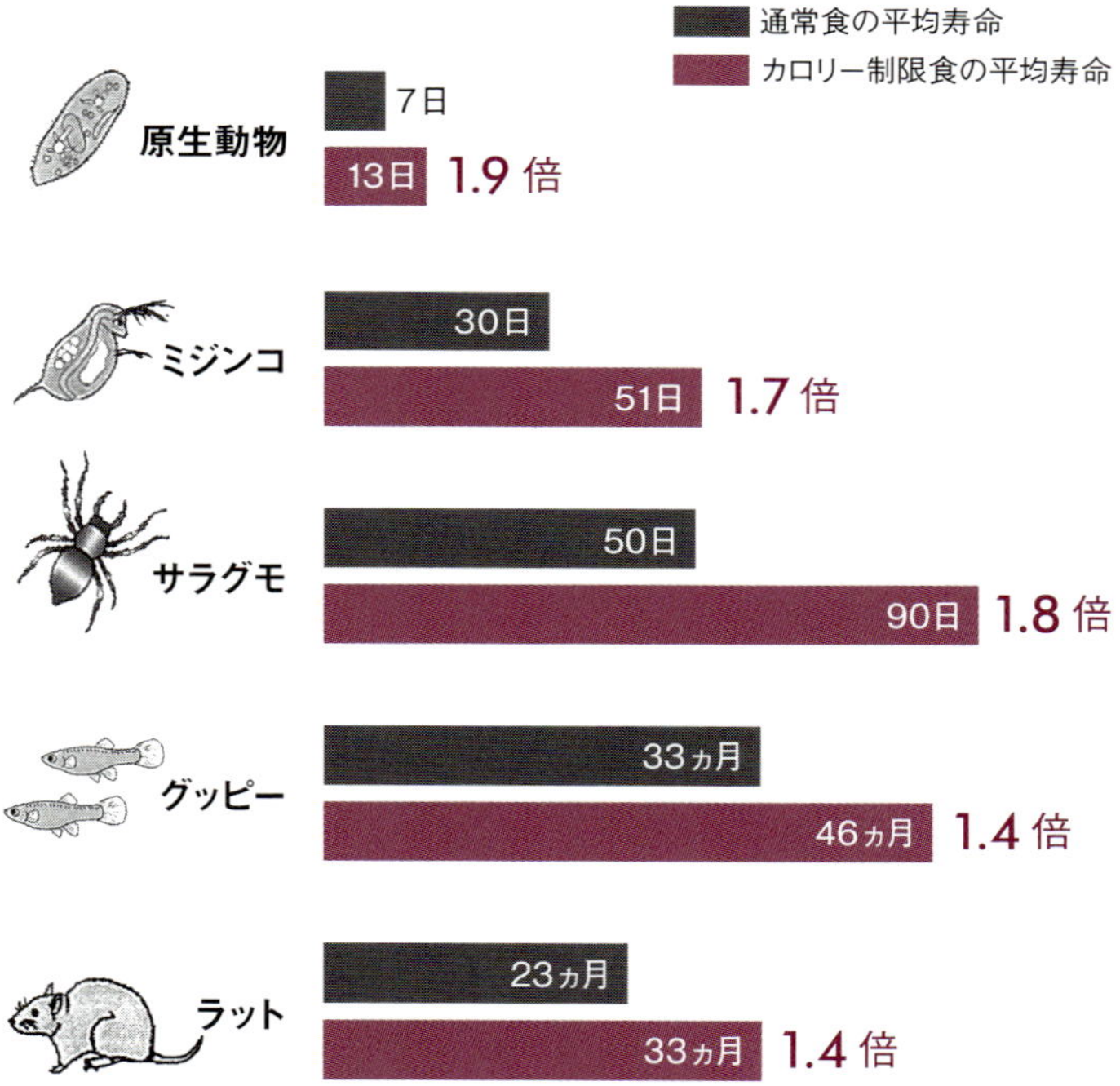

出典：Weindruch R :Caloric restriction and aging. Sci Am 274(1):46-52, 1996 より引用改変

ネズミや魚の寿命が延びた

実はこのカロリー制限が長寿に結びつくという考えは、だいぶ前からありました。注目されるようになったきっかけは、第二次世界大戦です。

当時ロンドンでは、物資不足で食料が配給制になり、人々の摂取カロリーが減っていました。栄養不足やストレスからくる病気で、当然死者が増えると考えられていました。ところが、実際には予想をはるかに下回る数しか出なかったのです。カロリーを制限したことで、サーチュイン遺伝子がオンになったのですね。

その後も、さまざまな動物を使った実験が行われ、ネズミや魚、線虫、ハエなどは、カロリー制限すると寿命が３割から５割延びることが確かめられました。カロリー制限で寿命が延びるというのは、今では動物全般に当てはめられる普遍的生物現象と考えられるようになっています。

さらに米ウィスコンシン大学の研究報告によると、カロリー制限によって寿命が延びたネズミの筋肉を調べたところ、加齢とともに増加する体の酸化が抑えられていることがわかりました。さらに、体の組織を自ら修復する力も強まっていたそうです。つまり、カロリー制限で健康になったということですね。

あなたのサーチュイン遺伝子をオンにする2つの方法とは？

このことを人間に当てはめるにはどうすればいいのでしょう。

カロリー制限をすれば、ＮＡＤが増え、サーチュイン遺伝子が活性化して、老化を抑える。これは確かです。

ただし、だからといってたとえば「○○しか食べない」というような極端なダイエットに走るのはよくありません。大切なのはカロリーを抑えることで、栄養を摂らないことではないのです。ビタミンやミネラルなどの栄養素をしっかり摂り、バランスのいい食事を心がけましょう。また、カロリーを減らしすぎると、体の免疫力が低下します。骨密度も下がって骨折しやすくなることもあります。老化防止のために始めたカロリー制限で、かえって体を老けさせることもあるので気をつけてください。

方法①腹七分目を続ける

目安としては、健康にいいとされている腹八分目よりも少ない、腹七分目の食事を心がけることです。私が実際にお話をうかがった百寿者の方々も、皆さん食事の量は少なめでした。体重を目安にするなら、20代のときの体重よりプラス5キロまでに抑えるようにするといいでしょう。

とはいえ、最初からいきなり七分目にすると、あまりにもおなかがすき過ぎて、すぐ挫折してしまうかもしれません。カロリー制限による方法は、ある程度の期間続けないとサーチュイン遺伝子がオンにならないことを認識して、決して無理をしないことが肝心です。ほんの少し物足りないなと感じるくらいで食事の量を抑えることから始めて、慣れてきたら、意識して腹七分目の食事を続けるようにするといいと思います。

空腹感を我慢する自信がない方は、食事日記をつけることをおすすめします。毎日何を食べたのかを細かく記録することで、食事に対する自覚がうまれ、徐々に食欲をコントロールできるようになるでしょう。

方法②レスベラトロールを摂る

いくらサーチュイン遺伝子がオンになるといっても、腹七分目をずっと続けるのは大変そう、と感じる人は多いのではないでしょうか。

実はサーチュイン遺伝子を活性化する方法はもうひとつあります。それが、レスベラトロールなのです。

レスベラトロールを与えたマウスの生存率

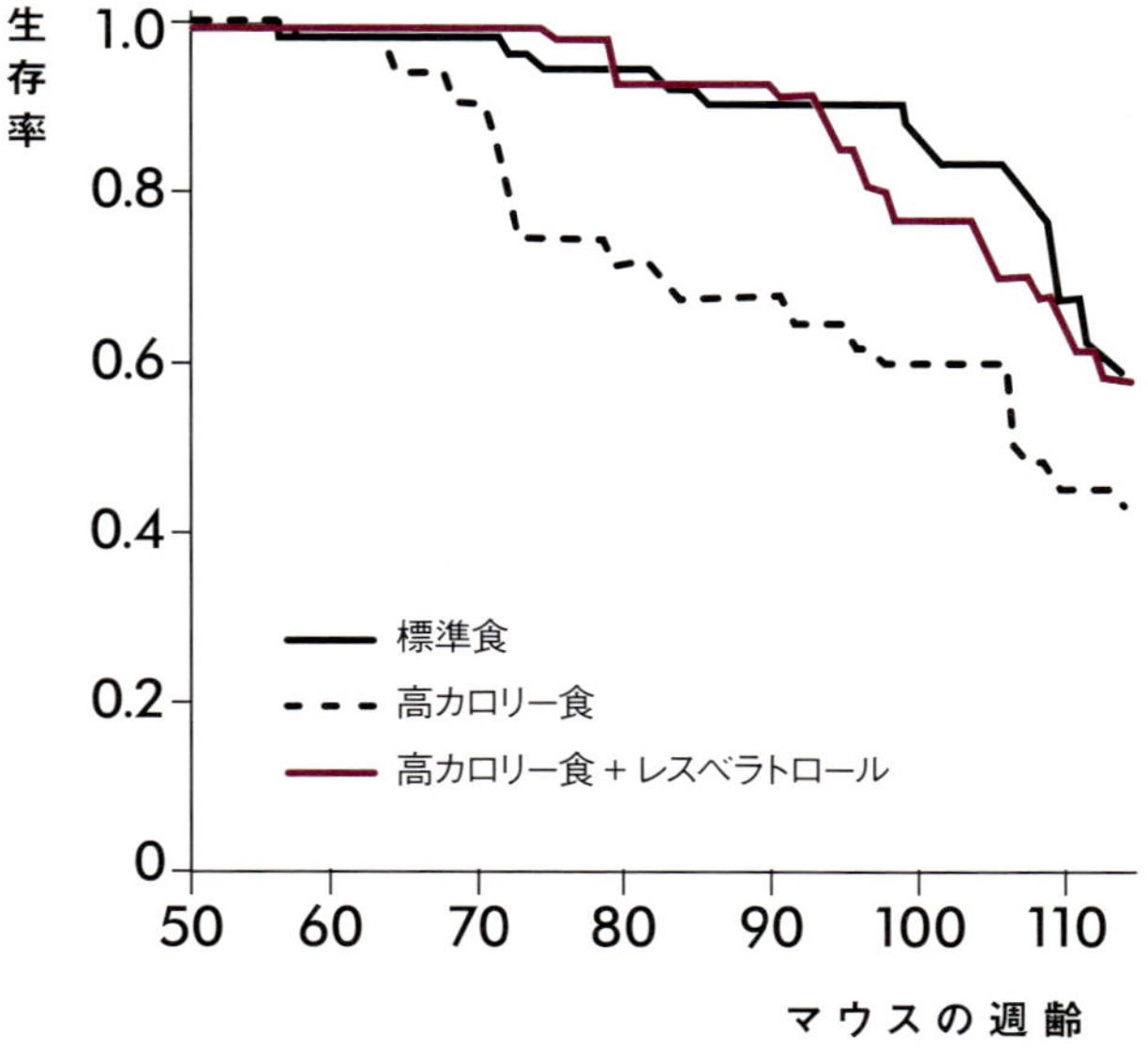

出典：Baur JA Pearson KJ, Price NL, et al
:Resveratrol improves health and survival of mice on a high-calorie diet.
Nature 444(7117) :337-342,2006 より引用改変

２００６年、ハーバード大学のデービッド・シンクレア教授は、レスベラトロールにはサーチュイン遺伝子を活性化させる作用があると発表しました。試験官内での実験で、酵母菌にレスベラトロールを投与したところ、酵母菌の寿命が70％延びたのです。また、カロリー制限をした酵母菌と比較したところ、レスベラトロールを投与した酵母菌は同じような生存曲線を示したといいます。

他にも線虫や小魚などさまざまな動物による実験を行いましたが、いずれもレスベラトロールの投与で寿命が延びたという結果が出ています。

さらに、シンクレア教授はマウスによる実験も行いました。高カロリー食のみを与えたマウスに比べ、高カロリー食とともにレスベラトロールを与えたマウスは寿命が延びたという論文を発表して、飽食の国、アメリカでは大いに注目を集めました。

レスベラトロールを安全に摂るにはどうすればいいのか

アメリカではすでにレスベラトロールのサプリメントが大人気です。２００７年の米国横断調査によると、複数のサプリメントを日常的に摂っている人のうち、３人に２人はレスベラトロールを飲んでいました。

ただし、繰り返しになりますが、人間を対象にしたレスベラトロールの実験は、まだ多くありません。これまでのところ、試験期間は６カ月が最長で、それ以上長期に摂取した場合の有効性や安全性は明らかにされていないのです。

また、研究に使われたレスベラトロールの量はさまざまですし、マウスの実験で使われたレスベラトロールの量を単純に人間の体重に換算しても無意味です。適切な摂取量はどのぐらいなのか、これからの研究が待たれているところです。

サプリメントの原料〝メリンジョ〟とは

インドネシアでよく食べられているメリンジョという植物にも、レスベルトロールが含まれています。これは正確にはメリンジョ・レスベラトロールと呼ばれるもので、赤ワインに含まれるレスベラトロールと同様、強い抗酸化力をもっています。

少し難しい話になりますが、メリンジョのレスベラトロール類はほとんどがレスベラトロール二量体というものです。これは赤ワインに含まれるレスベラトロールとは違い、培養細胞にふりかけても、サーチュイン遺伝子は活性化しません。では、メリンジョは長寿と全く関係がないのかというと、そうではないのです。

このメリンジョの1人当たりの収穫量が多い、ジョグジャカルタ特別州という地域では、他の地域と比べて平均寿命が高いというデータがあります。また、メリンジョの種を叩いてつぶし、乾燥させてから揚げたウンピンというお菓子は、インドネシアではポピュラーなスナック菓子ですが、この消費量もジョグジャカルタ特別州が最も多くなっています。もちろんウンピンにもメリンジョ・レスベラトロールが多く含まれています。

つまりメリンジョ・レスベラトロールをよく摂るジョグジャカルタ特別州の人は、長生きする傾向があるといえます。ジョグジャカルタ特別州は、貧困率が高く衛生レベルが高いとはいえない地域なので、ここでの平均寿命が国全体の平均寿命よりも5～6歳上という事実には、注目していいと思います。

レスベラトロール二量体にはサーチュイン遺伝子を活性化する作用がない、にもかかわらず、なぜメリンジョ・レスベラトロールを摂る人が長生きの傾向にあるのか。私はこれについて、メリンジョ・レスベラトロールが血中に長い時間とどまるからだと考えています。そしてレスベラトロール二量体は、レスベラトロールが活性化する前の状態ではないかと考えています。つまり、メリンジョに含まれるレスベラトロール二量体は、血中に長い時間滞在して、必要なときに必要なだけ活性化してレスベラトロールになる、と考えているのです。

いずれにしても、メリンジョは長寿とかかわりがあると考えられますから、もっと日本でもポピュラーになるといいですよね。特にウンピンはおつまみにピッタリだと思うので、居酒屋のメニューに入れたら、健康的でいいと思います。

サプリメントの原料はよく確認すべき

最近では日本でもアメリカと同じように、レスベラトロールのサプリメントを求める人が増えてきました。ＮＨＫの放送で「レスベラトロールさえ飲めば、長生きできる」かのような勘違いをされた人も多いようです。

しかし、これからサプリメントを飲んでみたいという人は、何度も繰り返しますが、人間を対象にしたレスベラトロールの実験はまだ少なく、長期に摂取した場合の有効性や安全性は明らかにされていないことを忘れないでください。

さらに、サプリメントの原料にも注意が必要です。現在流通しているレスベラトロールのサプリメントは、赤ワイン、イタドリ、メリンジョなどから作られています。

このうちイタドリから抽出されたものは、非常に安価なものが多いのですが、日本では医薬品に当たり、サプリメントでの販売は許可されていません。海外のサプリメントは赤ワインやメリンジョ由来のレスベラトロールにイタドリ抽出の成分がブレンドされている場合もあるので、くれぐれも原料をよく確認してください。

やっぱり赤ワインが安心

レスベラトロールの効果を期待したいなら、サプリメントよりも赤ワインから摂るのがやはり安心です。なんといっても、赤ワインのほうがサプリよりも美味しいですからね。紀元前ともいわれる大昔から世界各地の人々に飲まれてきた歴史、そして長寿地域で赤ワインが飲まれているという事実から考えても、赤ワインなら安心です。

では次の章では、赤ワインを楽しみながら健康長寿をめざす方法についてご紹介していきましょう。

Column
3

なぜ、彼らのテロメアは長いのか？～日本の長寿村、高山村～

●高齢者が果樹園で元気に働いている

２０１１年８月、私は広島大学大学院細胞分子生物学田原研究室と一緒に、長野県高山村でテロメアの長さを調査しました。無作為に選んだ60歳以上の高山村民24人の血液を調べたところ、22人のテロメアが平均を上回り、全体をみても長い傾向を示しました。

テロメアについては54ページでもご紹介しましたが、老化にともない短くなっていく染色体のキャップのようなものです。逆をいえば、年をとってもテロメアが長い人は、まだまだ若いということ。長寿になる可能性が高いといえます。

では、なぜ高山村に住んでいる人は、テロメアが長いのでしょう。私はこの村の環境に要因があると考えています。

まず村には果樹園が多く、高齢者の方も元気に働いていらっしゃいます。山間地で坂が多いこともあり、毎日かなりの運動をされているんですね。また、いつまでも現役で働くことに、生きがいを感じるでしょう。

「運動」と「生きがい」は健康長寿のために欠かせない大切な要素ですから、この村で暮らしている方はアンチエイジングの条件を備えていると言っていいと思います。

●リンゴとブドウを日常的に食べている

もうひとつ、健康長寿のために欠かせないのは「食事」です。高山村はリンゴやブドウの栽培がさかんで、村の方は子どもの頃から毎日のように食べています。

[テロメアの長さ]

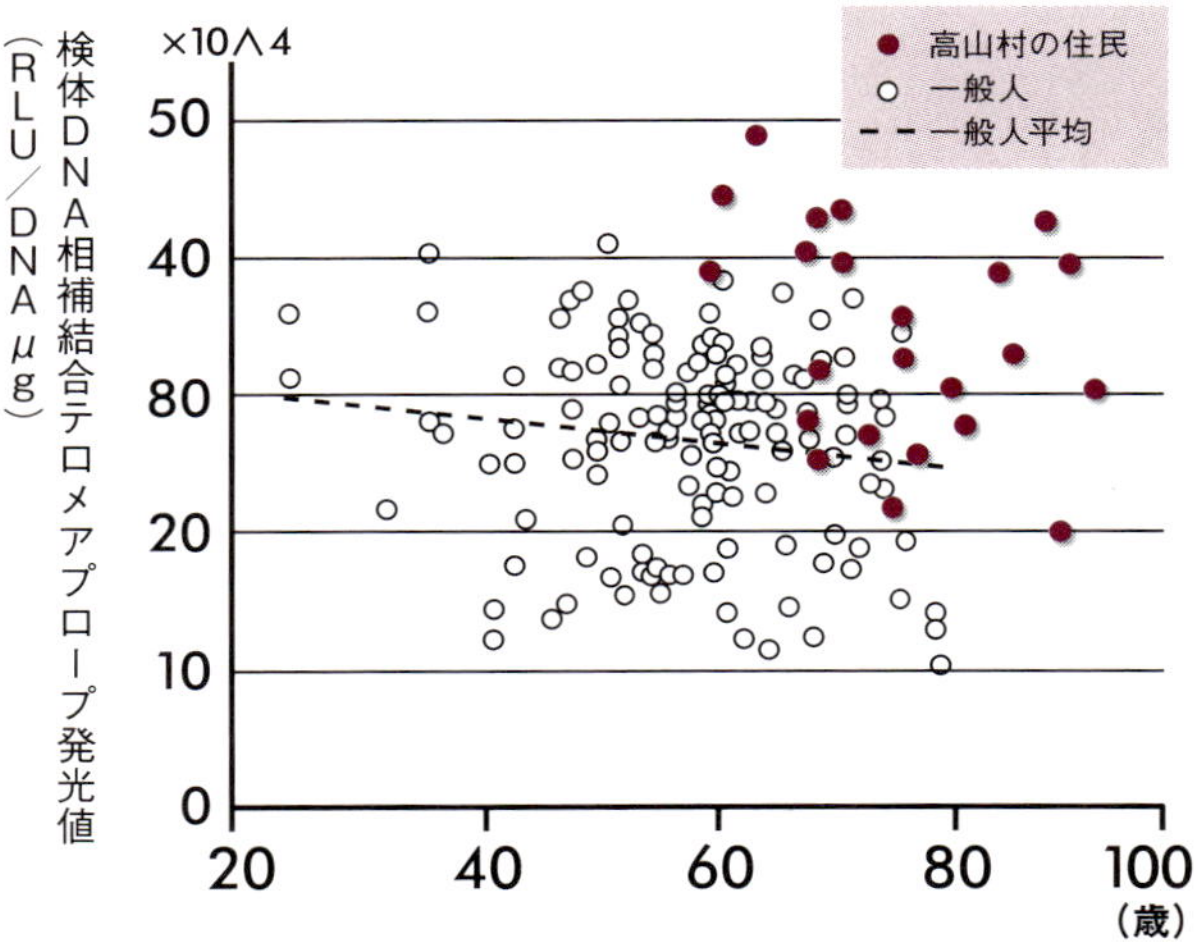

出典：広島大学大学院 細胞分子生物学 田原研究室調べ（発光量で比較）

リンゴに含まれるアップル・ポリフェノールには抗酸化作用があり、老化を抑える働きをします。脂肪の蓄積を抑制し、肥満や生活習慣病を防ぐ働きもあります。

そしてブドウには、赤ワインと同様、レスベラトロールが含まれています。高山村の皆さんは、ブドウをよく食べるので、レスベラトロールが長寿遺伝子であるサーチュイン遺伝子をオンにしている、とも言えるでしょう。その結果、テロメアが短くならずにすんでいる、とも考えられるのですね。

ただしテロメアの長さはこれだけで決まるのではなく、喫煙や睡眠時間など生活習慣の影響も受けると考えています。これからも調査を続けて、高山村とテロメアの関係についてさらに詳しく分析していきたいと思っています。

レスベラトロールの構造

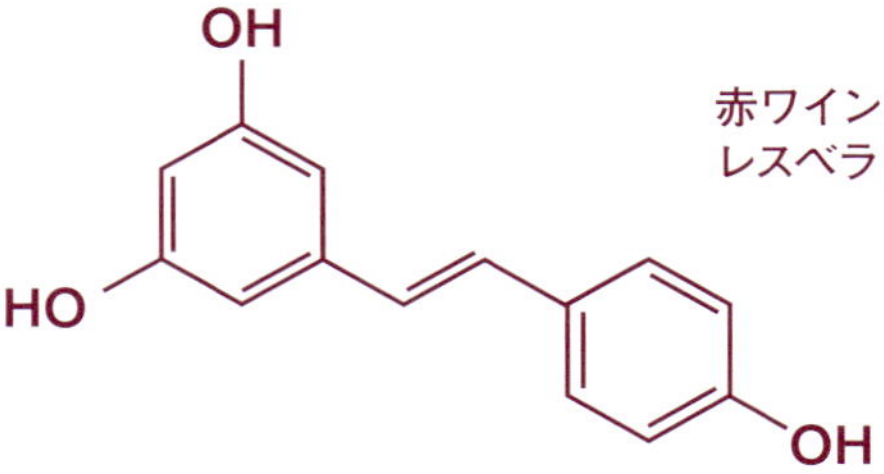

赤ワインの
レスベラトロール

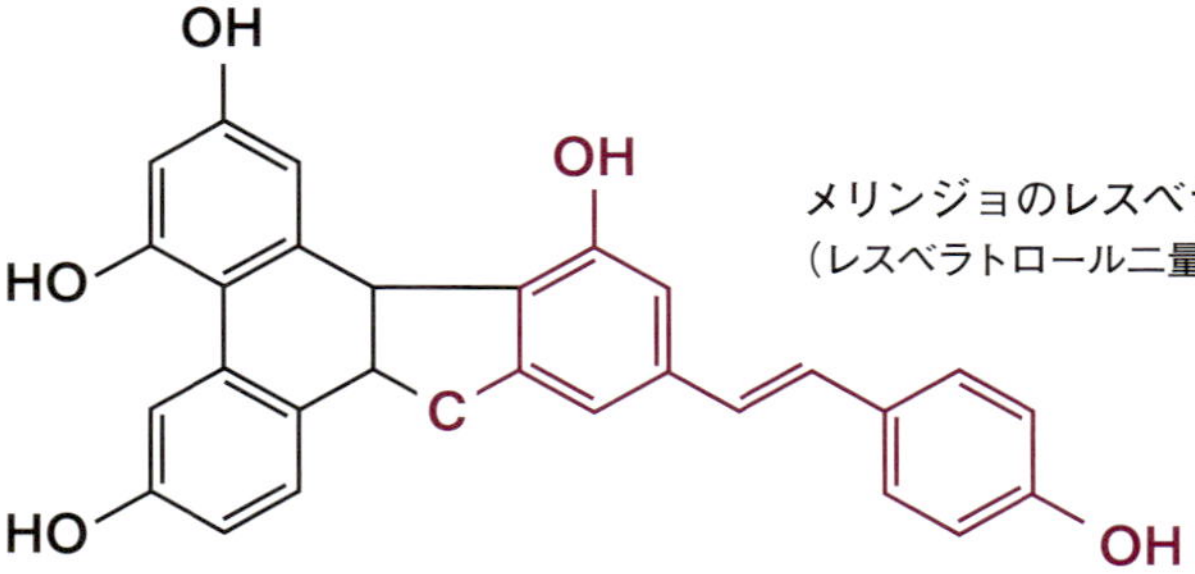

メリンジョのレスベラトロール
（レスベラトロール二量体）

メリンジョの実とウンピン

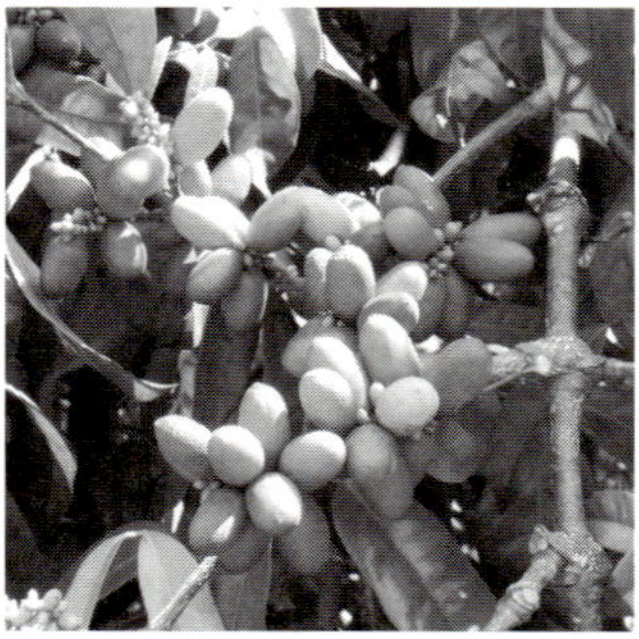

インドネシア原産のメリンジョの木。実は熟すと赤くなり、スープ料理などに使われる。

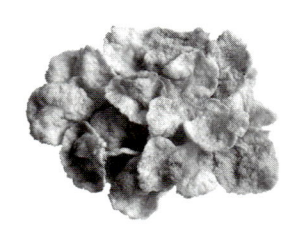

メリンジョのスナック「ウンピン」。少し苦味のあるポテトチップスのような味わい。

chapter 3

100歳までボケ、寝たきりにならないために

赤ワインを「どう」飲んだらいいのか？

ほどほどに飲む人が長寿の傾向

【 J カーブ効果 】

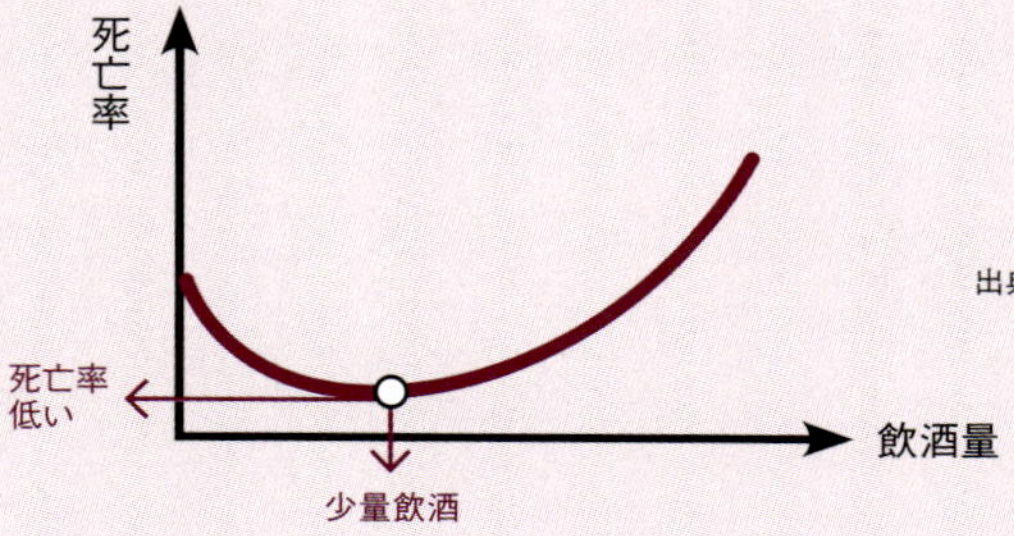

出典：飲酒と死亡率の関係
（マーモット博士 1981年）

【 飲酒量と相対リスクの関係 】

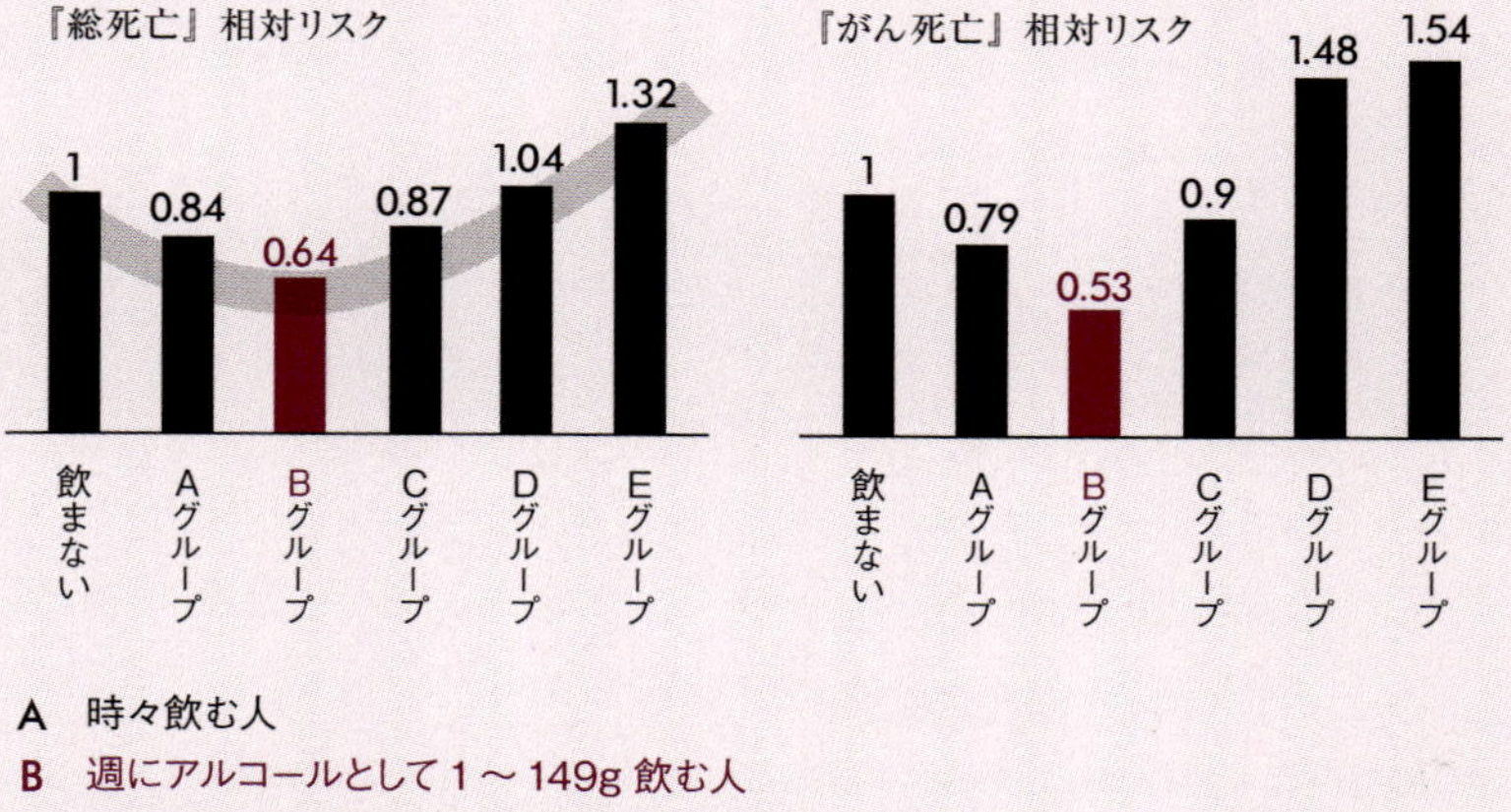

A　時々飲む人
B　週にアルコールとして 1 〜 149g 飲む人
C　週にアルコールとして 150 〜 299g 飲む人
D　週にアルコールとして 300 〜 499g 飲む人
E　週にアルコールとして 500g 以上飲む人

出典：日本人男性約２万人の追跡調査
（JPHC 厚生省コホート研究）

赤ワインはアルコールでもある。本当に「百薬の長」になるのか？

ここまで読んでこられた方は、赤ワインには体にいい栄養素がたくさん含まれていることについては、すでに納得されていると思います。しかし一方で、こんな疑問をもっている方もいるかもしれません。

「いくら健康にいいとはいえ、赤ワインもアルコールだから、毎日飲むと体に負担がかかって長寿に繋がらないのでは？」

1日に1～2合飲む人が最も長生き

もちろん、お酒の飲み過ぎは体によくありません。特に肝臓病の方や高血圧の方は注意が必要です。また、アルコール依存症の方や、反対にアルコールが苦手な方も、赤ワインは飲まないほうがいいでしょう。

それ以外の方、日常的にごく常識的なレベルでお酒を楽しんでいらっしゃる方ならば、実はアルコールは飲まないよりも飲んだほうがいいのです。まさかと思われるかもしれませんが、このことはさまざまな調査結果が立証しています。

まず１９８１年にイギリスのマーモット博士らが調査を行った結果、お酒を少量飲む人が最も死亡率が低いということがわかりました。これは、飲酒量と死亡率の関係をグラフにすると72ページの図のようにＪ字型になることから「Ｊカーブ効果」と呼ばれています。また１９９３年に米国保険科学協議会が発表した調査結果によると、日本酒に換算して１日に１～２合程度のお酒を飲む人が、最も心臓血管疾患のリスクが低いということです。

日本では、１９９９年に国立がんセンターが調査結果を発表しています。40～59歳の男性約２万人を７年間追跡したところ、１週間にアルコールを１～１４９ｇ飲む人が、最もがんによる死亡率が低く、総死亡率も低かったのです。１４９ｇというのは日本酒にすると約７合ですから、平均すると１日当たり１合で、アメリカの調査結果と一致しますね。

赤ワインは通風になりにくい

日本酒１合のアルコール量は、赤ワインにすると２００㎖に当たります。ワイングラスにすると、１日２～３杯が適量ということになりますね。

また、お酒を飲む人は痛風になることが多く、特にビールを飲む人はリスクが高くなります。２００４年にマサチューセッツ総合病院の研究チームが発表したところによると、１日に２缶以上ビールを飲む人は、飲まない人と比べて痛風になる率が２・５倍高いということです。

ところがワインの場合は全く違う結果が出ています。１日にワイングラス２杯のワインを飲む人と飲まない人を比べた場合、痛風になる率に差はありませんでした。つまり、ワインは飲んでも痛風になりにくいといえるのですね。

また、プリン体の多い食べ物は尿酸値をあげるので痛風にはよくないのですが、ワインにはプリン体がほとんど含まれていないため、痛風になってから飲んでも構わないとされています。特に赤ワインは赤ワインポリフェノールの抗酸化力で、尿酸値を下げる効果も期待されています。

赤ワインは太りにくく糖尿病にもなりにくい

お酒を飲むと太るので、ダイエット中は禁酒するという人もいますね。一般的に日本酒やビールなどの醸造酒は糖質が多いですし、梅酒やカクテルなどの甘いお酒もダイエット中には避けたほうがいいでしょう。

ただし醸造酒の中でも赤ワインだけは例外で、糖質が低くなっています。１００㎖中の糖質量を比べると、清酒は４・５ｇ、ビールは３・１ｇなのに対して、白ワインは２・０ｇ、赤ワインは１・５ｇです。赤ワインをワイングラス２杯程度ならば、ダイエット中でも安心して飲めますね。

また、赤ワインの糖質はほとんどが果糖です。果糖はブドウ糖とは異なり血糖値をほとんどあげないので、肥満や糖尿病を予防することができます。赤ワインに含まれるレスベラトロールが糖尿病に効くことはすでにご紹介しましたが、赤ワインには糖尿病を予防する効果もあるのですね。

ただし、美味しいからといって、ガブガブ飲んでおつまみをたっぷり食べては、その効果も半減してしまいます。健康長寿のためには食事は腹七分目程度に抑え、意識してファイトケミカルが豊富な野菜をとるようにしましょう。

100歳までボケない・寝たきりにならないための赤ワインの飲み方

「どうしてもビールがいい」「焼酎じゃないとイヤ」など、お酒の種類に強いこだわりのある方は別ですが、特にこだわりがない方には、これからは赤ワインを選ぶことをおすすめします。

私自身は、もともとお酒の種類に対してこだわりはありませんでした。仕事柄、常に健康にいいものを摂ろうと心がけているので、どうせ飲むなら、体にいいお酒を選ぼうという理由でワインを飲むようになったのです。

もちろん、赤ワインを飲んでさえいれば、健康で長生きできるわけではありません。

飲み方の習慣を早めに見直そう

日本では数年前から、高齢者のアルコール依存症の増加が社会問題になっています。

高齢になると、肝臓の働きが低下し、体内の水分量も減るので、血中アルコール濃度が高くなりやすくなります。脳のアルコールに対する感受性も敏感になります。そのうえ定年後、仕事という生きがいを失い、ついつい酒の量が増えてしまうという条件が加わると、アルコール依存症になってしまうというわけです。

お酒が弱くなることは仕方がないのですが、いまのうちからお酒の飲み方をきちんと決めておくことは、アルコール依存症にならないためにも有効です。うまくいけば、１００歳になっても、ボケずに元気でお酒を楽しむカルマンさんのような人になることも夢ではありません。

赤ワインは元来、ガブ飲みをするようなお酒ではないので、量のコントロールがしやすい点からもおすすめなのです。では、白澤流の赤ワインの飲み方を紹介します。

１日の適量は２７０㎖（ワイングラス３杯）

私の考える赤ワインの適量は、１日２７０㎖（ワイングラス３杯）です。

医学的に定説とされている１日の適正アルコール摂取量30ｇから逆算して算出したものです。週に１日の休肝日を設けるという条件つきですから注意してください。肝臓のアルコール分解能力は体重によって変わりますので、小柄な方、女性はこれよりも少なめを心がけてください。

週に１～２回は休肝日を設ける

週に少なくとも1日、できれば2日は肝臓を休ませる「休肝日」を設けましょう。肝臓は私たちが就寝している間も黙々と働き続けますから、肝臓を毎日連続して酷使すると障害がでてきます。また、休肝日を設けることで自然とお酒の量が増えるのを防ぎますから、アルコール依存症を防ぐことにつながります。

私も、週に1回程度の夜勤がありますので、その日はお酒を飲まない日、つまり休肝日にしています。皆さんもうまく休肝日を設定する工夫をしてみてください。

料理内容はもちろん、噛み方にも気をつけて

私は、赤ワインを飲むときは、ご飯、パンなどの炭水化物をとらないようにしています。カロリーのとりすぎを防ぐことができるのでおすすめです。

また、料理を食べるときは、よく噛んでよく味わってください。これは、お酒を飲むとき以外も、身につけていただきたい習慣です。あごをよく動かすことで脳の血流も増えますし、筋肉が収縮することでＡＭＰＫという長寿遺伝子がスイッチオン状態になるからです。私は、カルマンさんが１２０歳の時の食事の映像を見たことがあるのですが、彼女はよくあごを動かして咀嚼していました。

おつまみや料理の内容については、この後、レシピを紹介するので、ぜひ参照ください。

Column

4

白澤流

100歳までボケ・寝たきりにならないための 赤ワインの飲み方5カ条

1 1日の酒量は、ワイングラス3杯（270㎖）までにとどめよう。

2 週に1日は、必ず休肝日を設けよう。

3 栄養バランスのいい料理と一緒に。ごはん、パンなど炭水化物はとるべからず。

4 食事をよく噛み、会話を楽しみながらゆっくり味わうべし。

5 夜9時以降は飲まない・食べないようにしよう。

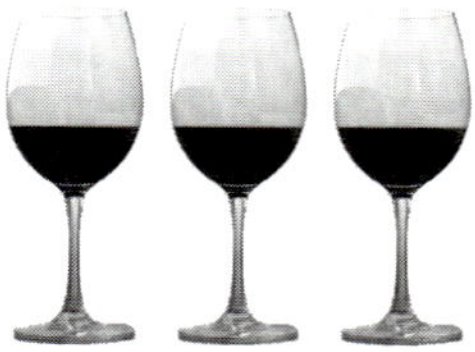

1日当たりの
赤ワイン適量
（90㎖×3杯）

\Recipe/

赤ワインに合う!
ボケない・老けない
長寿レシピ

レシピ監修/順天堂大学大学院 協力研究員
ダニエラ・シガ

● 計量スプーンは大さじ15ml、小さじ5mlです。1ml＝1ccです。
● かつお風味だしは顆粒タイプのだしを使っています。

栄養計算＝スタジオ食

赤ワインに合う！ボケない・老けない長寿レシピのポイント

順天堂大学大学院　協力研究員
ダニエラ・シガ

料理に合わせてワインを選ぶとき、一般的に「肉料理には赤ワイン、魚料理には白ワイン」と言われます。それは間違いではないのですが、必ず正解というわけでもありません。ワインと料理の相性は複雑で、実は食材と同じくらい、調理法や調味料も重要なのです。私は「色の濃い料理は赤ワインに合う」と考えています。

バッチリ相性がいいのは、調理に赤ワインを使って濃い色になった料理です。また、意外なようですが、しょうゆを使った甘辛味の和食も同じように赤ワインに合うんですよ。ただし、くれぐれも塩分は控えめにしてください。

赤ワインポリフェノール×ファイトケミカル

さらに健康長寿の効果も期待して赤ワインを飲むならば、一緒にとる料理でより後押ししたいですね。この場合も、まずは赤ワインを調味に使う料理がおすすめです。赤ワインポリフェノールは加熱しても壊れないので、赤ワインを使った料理は健康効果も抜群です。

食材には、できるだけファイトケミカルが豊富な野菜をたっぷり使うと、強い抗酸化力のある料理になりますよ。

また、アルコールで肝臓に負担をかけるのを避けるために、タンパク質も摂りましょう。タンパク質には、ダメージを受けた肝臓を修復するだけでなく、胃壁を守る効果もあります。肉、魚介類、チーズ、牛乳、納豆などが高タンパクの代表です。

アルコール代謝の分解を助けるビタミンB_1を摂ることも大切です。豚肉や牛肉、ナッツ類、大豆などの豆類、ハム、オレンジなどに多く含まれています。

二日酔いが気になる人は、ビタミンＣも意識して摂ってください。二日酔いの原因でもあるアセトアルデヒドという有害物質を分解するのに、ビタミンＣは欠かせない栄養素です。またビタミンＣには抗酸化作用もあり、老化を防ぐ働きをします。ビタミンＣが豊富な食材は、ピーマン、ゴーヤ、キウイ、モロヘイヤ、ブロッコリーなどの野菜類です。ファイトケミカルもしっかり含んでいますから、あわせて摂れて一石二鳥ですね。

ファイトケミカルを
たっぷり
とりましょう！

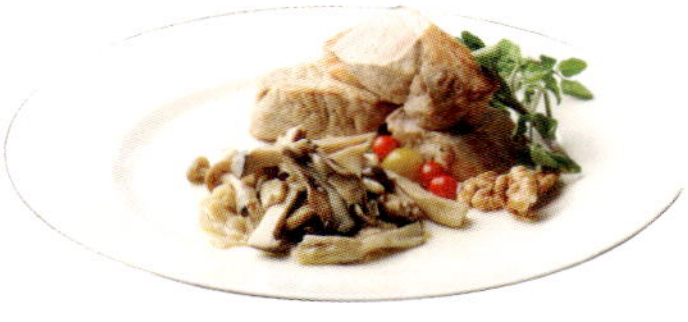

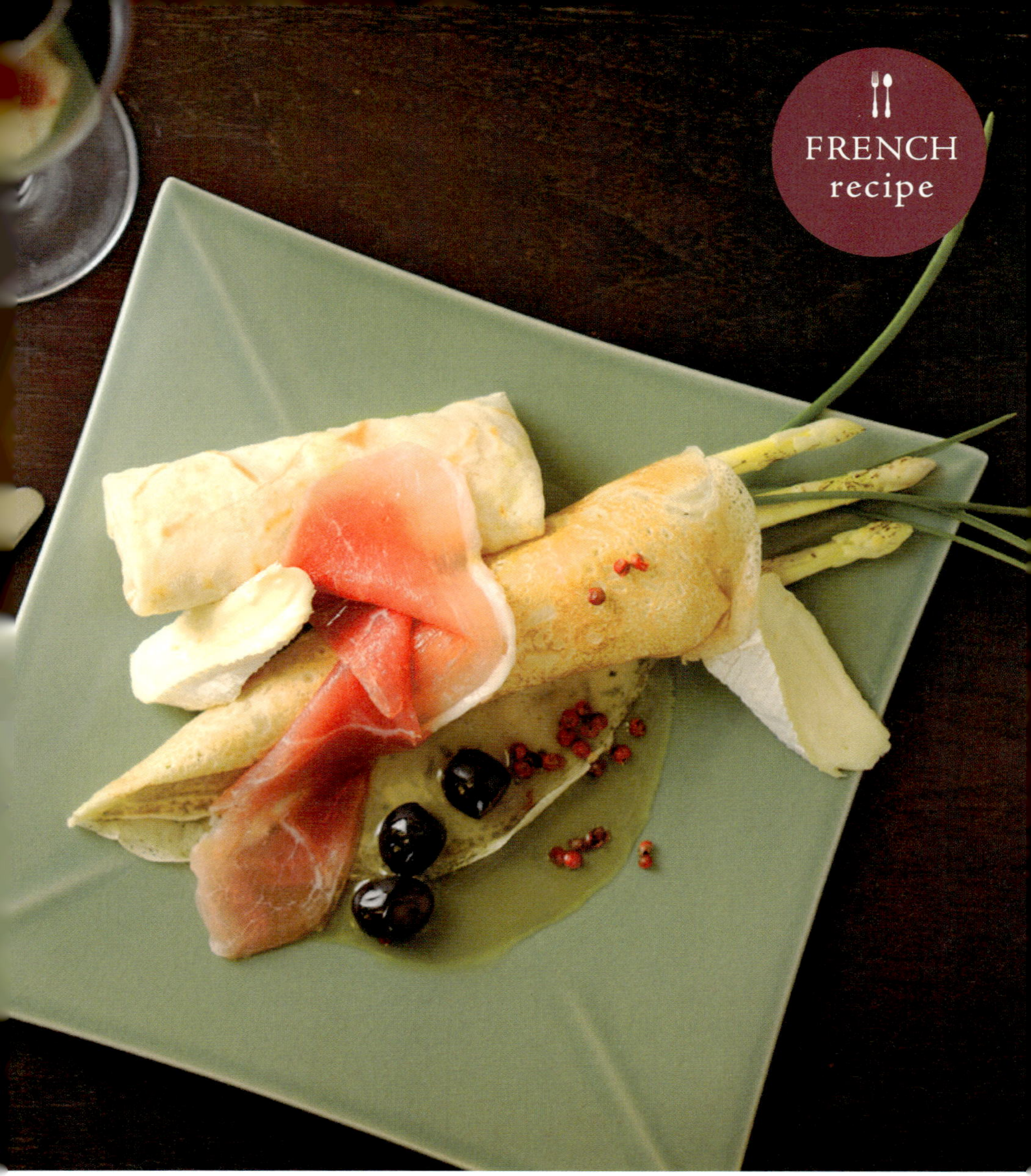
FRENCH
recipe

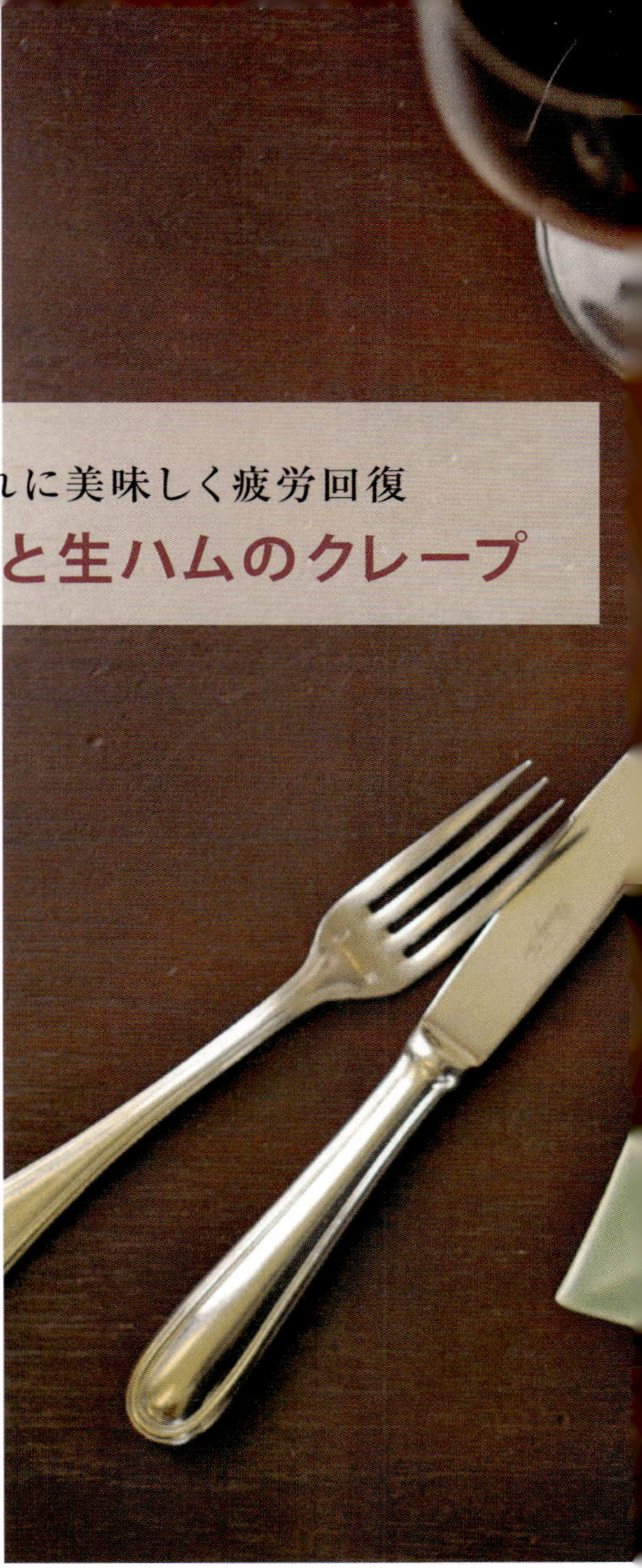

ビタミンB1　たんぱく質　カルシウム

生ハムのビタミンB_1でおしゃれに美味しく疲労回復

焼きホワイトアスパラと生ハムのクレープ

材料 2人分 ［1人前 **245kcal** 塩分 **1.0g**］

ホワイトアスパラ（生・太さ中くらい）……6本
生ハム……2枚
黒オリーブ……4コ
カマンベールチーズ……¼コ
チャイブ……6本
オリーブオイル……小さじ2
ピンクペパー……ひとつまみ

［クレープ生地（2枚分、直径24cm）］
小麦粉……40g
ビール……168ml
塩……少々

作り方

❶クレープ生地を作る。小麦粉、塩をボールに入れ、少しずつビールを入れながら泡立て器でぐるぐるとねばりが出るようにまぜる（生地を上からたらすと、一本の線になって落ちるくらいの固さが目安）
❷テフロンのフライパンで❶を焼く。焼き目がついたらひっくり返して焼く。
❸ホワイトアスパラを魚網で焼き目がつくまでグリルする。
❹クレープに生ハム、黒オリーブ、カマンベールチーズ、万能ねぎ、ピンクペパーをのせて、包む。仕上げにオリーブオイルをかける。

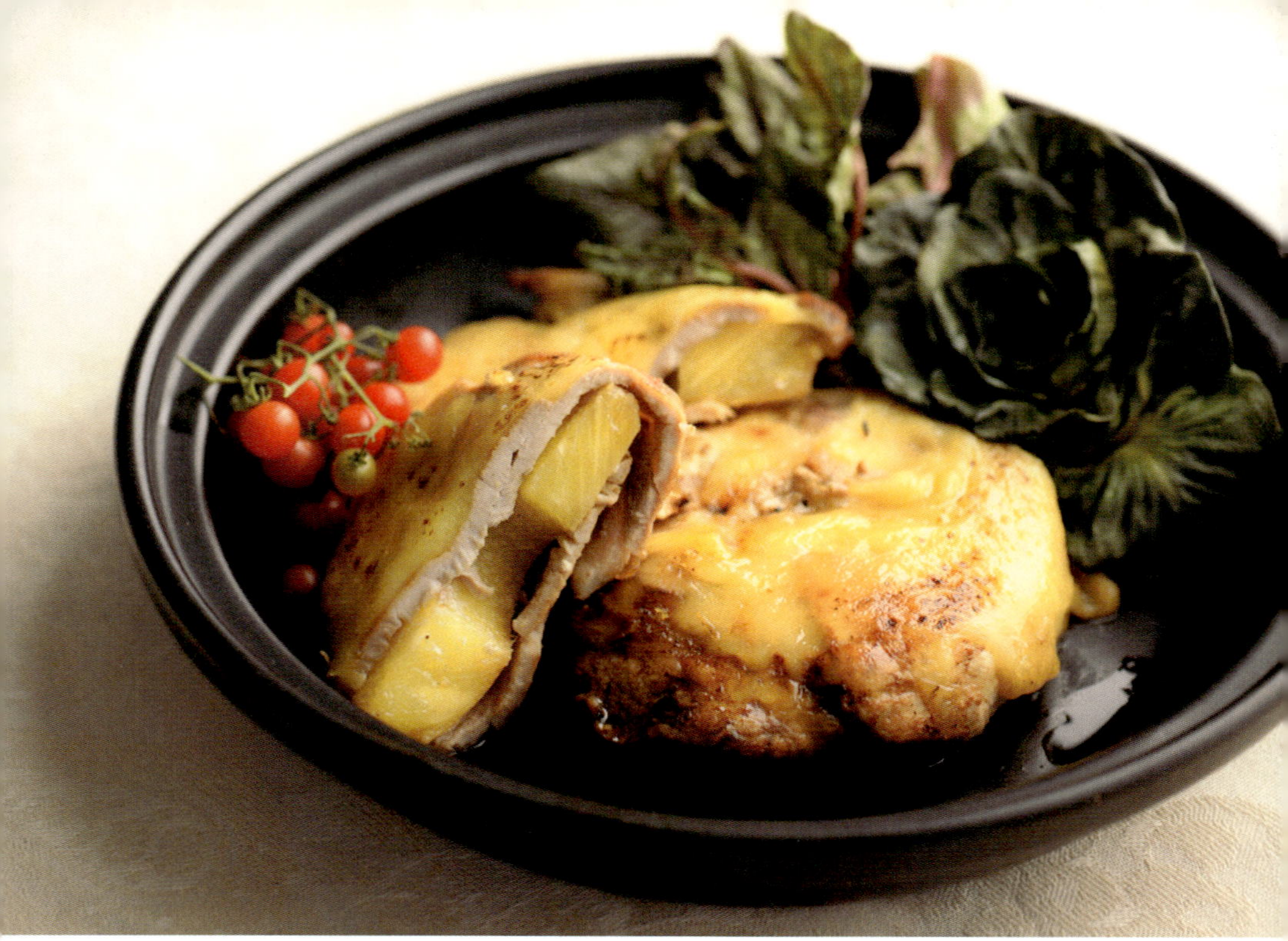

ビタミンB1　ビタミンC　食物繊維　カリウム

パイナップルのたんぱく質分解酵素で豚肉がしっとり柔らか

豚肉とパイナップルのチーズソテー

材料　2人分［1人前 **421kcal**　塩分 **2.3g**］

豚肉スライス	4枚
パイナップル（1.5cmの輪切り）	2枚
ピザ用チーズ	80g
塩	小さじ½
こしょう	小さじ½

［付けあわせ］

ミニトマト	15g
チコリ	40g
赤茎サラダほうれん草	20g
オリーブオイル	大さじ1

作り方

❶ミニトマト、チコリ、サラダほうれん草にオリーブオイルをかけて付けあわせを作る。

❷パイナップルを豚肉で包み、塩、コショウで味付けし、フライパンにオリーブオイル適量をひいて中火でソテーする。

❸❷を耐熱皿にのせてチーズをかけて230℃のオーブンに入れる。チーズの表面に焦げ目が付いたらできあがり。

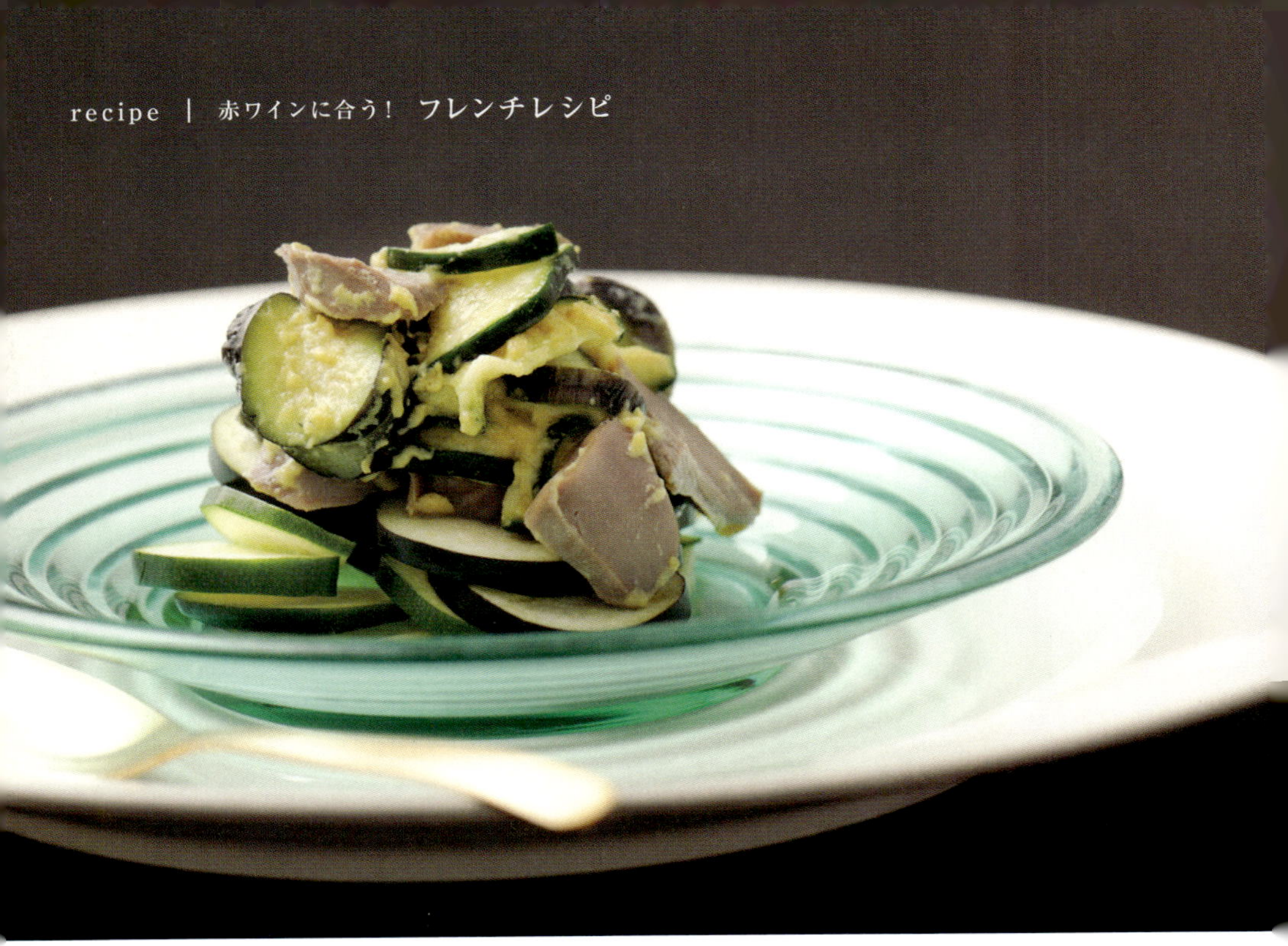

カルシウム　リン　ポリフェノール

カルシウム豊富で低カロリーな砂肝を赤ワイン煮で

砂肝のなす・ズッキーニからし漬けあえ

材料 2人分 [1人前 **67kcal** 塩分 **1.7g**]

砂肝 …… 100g
なす …… ½本
ズッキーニ …… ½本
ブーケガロニ(長ねぎ5cm、セロリ5cm、パセリの軸5cm、ローリエ1枚、タイム少々)
赤ワイン …… 大さじ2
粗引き黒こしょう …… 少々
塩 …… 少々

[からし漬けの素]
塩 …… 小さじ½
粉和がらし …… 小さじ2

作り方

❶なすとズッキーニは天地を落とし、縦に半分に切る。塩と粉和がらしを混ぜて、からし漬の素を作る。密閉できるビニール袋にからし漬けの素、なす、ズッキーニを入れて1時間ほどおく。
❷砂肝を鍋に入れ、ひたひたの水、赤ワイン、ブーケガロニ、塩、粗引き黒こしょうを入れて10～15分煮る。
❸❷をザルにあげて冷まし、砂肝のあら熱が取れたら薄く切る(硬いところは取り除く)。
❹❶でからし漬けにしたなすとズッキーニを小口切りにして❸とあえる。

鉄　ビタミンB　レスベラトロール

鶏もも肉の鉄分を老化に効くレスベラトロールとともに

チキン粒マスタード焼 レーズン入り赤ワインソース

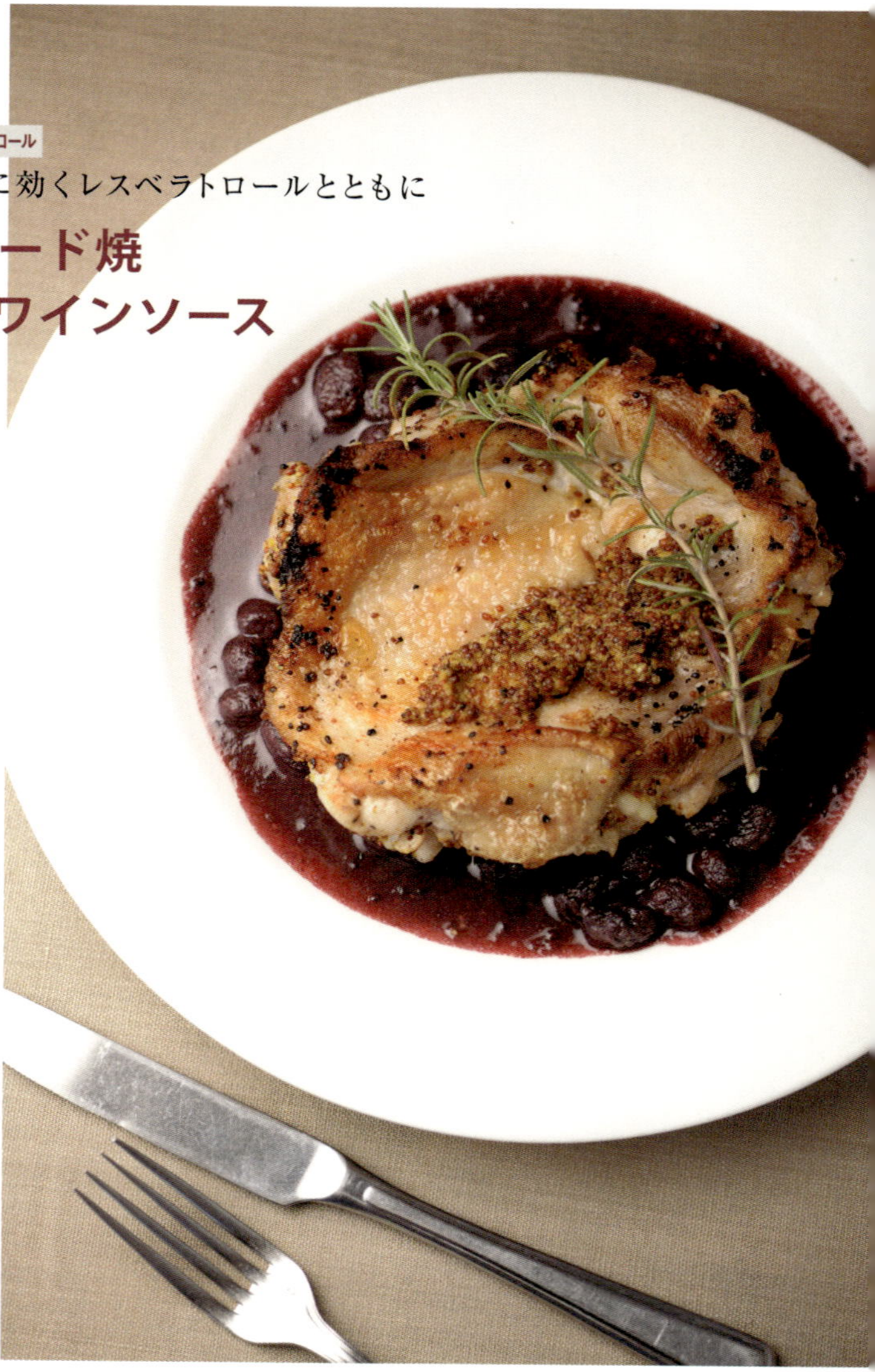

材料 2人分

[1人前 **753kcal** 塩分 **2.9g**]

鶏もも肉 …………… 300g
粒マスタード……… 大さじ3
オリーブオイル…… 大さじ1
ローズマリー（あれば）適量

[赤ワインソース]
赤ワイン …………… 100ml
ブイヨン ………… 1コ（4g）
バター …………………… 80g
レーズン（50mlの白ワインでもどす）………………… 25g
塩 ………………………… 少々

作り方

❶鶏もも肉の身（皮目でないほう）に、粒マスタードを塗る。

❷フライパンにオリーブオイルをひき、皮のほうから中火で約3分カリッと焼き、次に裏返して身のほうを弱火で7分で焼き上げ、皿に盛る。

❸❷で作ったフライパンを中火にかけ、赤ワイン、ブイヨン、バター、白ワインでもどしたレーズン、塩の順に入れ、赤ワインソースを作る。

❹皿に❷を盛り付け、❸をかける。

Lカルチニン　たんぱく質　ビタミンC

牛肉のカルチニンで脂肪燃焼しながら赤ワインを

ローストビーフのポテトサラダ寿司

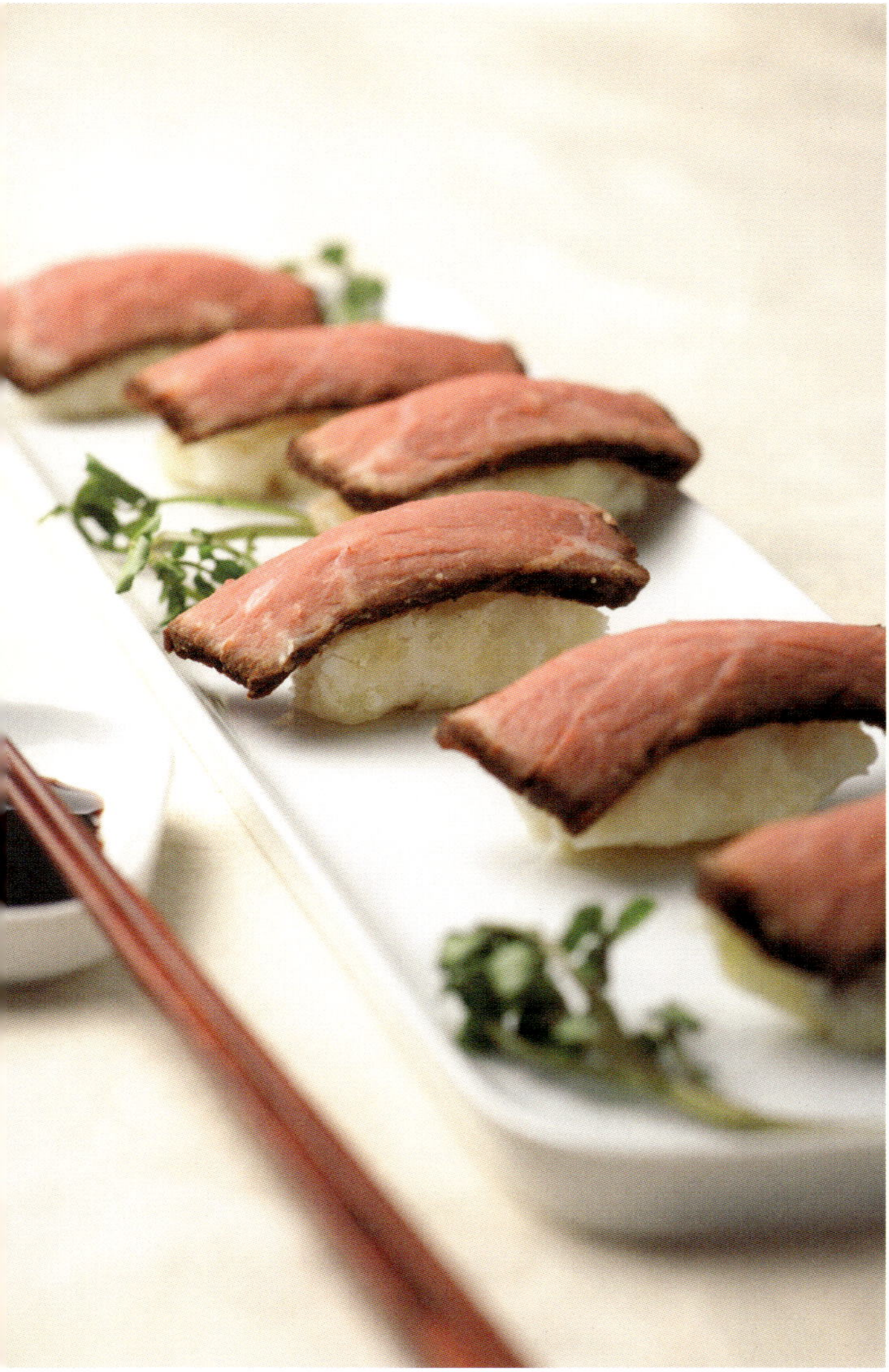

材料 2人分（6コ）
［1人前 **228kcal** 塩分 **0.8g**］

ローストビーフ……72g
じゃがいも……中2コ
レホール
（おろしたもの、なければ
わさび）……5g
ワインビネガー……小さじ2
オリーブオイル……小さじ2
ローストビーフソース
（市販のローストビーフに
付属のもの）……適量
黒オリーブ……3コ
クレソン（あれば）……10g

作り方

❶じゃがいもは皮がついたままボイルする。
❷❶が熱いうちに皮をむき、ザックリつぶす（ポテトサラダを作るときの要領でねばりを出さない）
❸あら熱が取れたら、❷にワインビネガー、オリーブオイル、みじん切りにした黒オリーブを順に入れて味をつける。
❹❸を6等分にし、ローストビーフにレホールをつけてにぎり寿司のように握る。
❺❹にローストビーフソースをかけていただく。

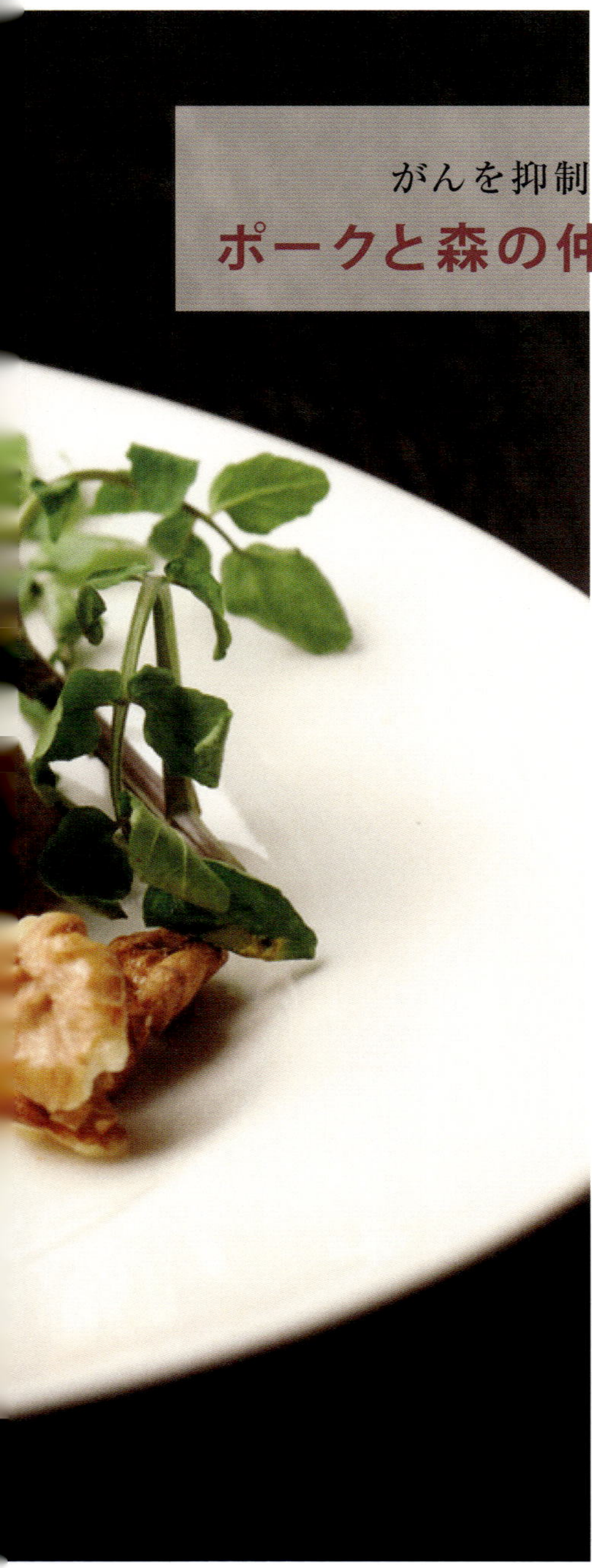

ビタミンB1　食物繊維　βグルカン

がんを抑制するきのこ類をたっぷりのせて

ポークと森の仲間 柚子こしょう風味

材料 2人分 ［1人前 **331kcal** 塩分 **1.6g**］

豚ロース……140g（2㎝の厚さ1枚）
塩・コショウ……各適量
赤ワイン……少量
クレソン（あれば）……5g
トマト（あれば）……3g

［きのこソース］※きのこはお好みのものを
本しめじ……200g
まいたけ……200g
エリンギ……200g
白ワイン……100ml
塩……適量
柚子こしょう……適量
オリーブオイル……大さじ1½

作り方

❶きのこソースを作る。本しめじ、まいたけ、エリンギは食べやすい大きさに切り分ける。鍋に白ワインを入れ、アルコール分をとばしたら、きのこ類を入れ、中火で水分がなくなるまで煮る。柚子こしょう、オリーブオイル、塩で味を整える。
❷フライパンを熱し、豚ロースをソテーする。火が通ったら、塩・コショウで味をつけ、仕上げに赤ワインを入れてアルコール分をとばす。
❸皿に❷を盛り付け、❶を添える。

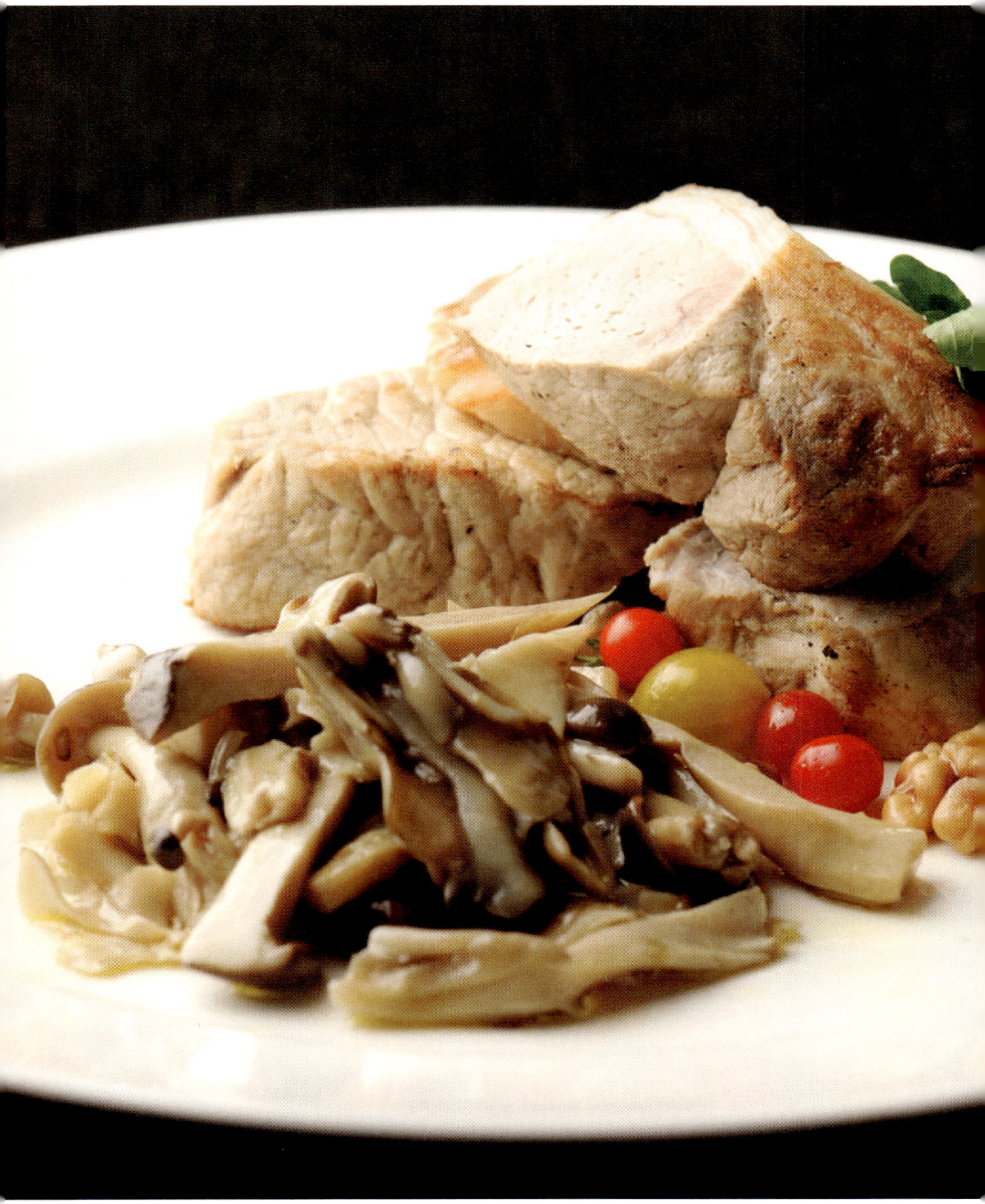

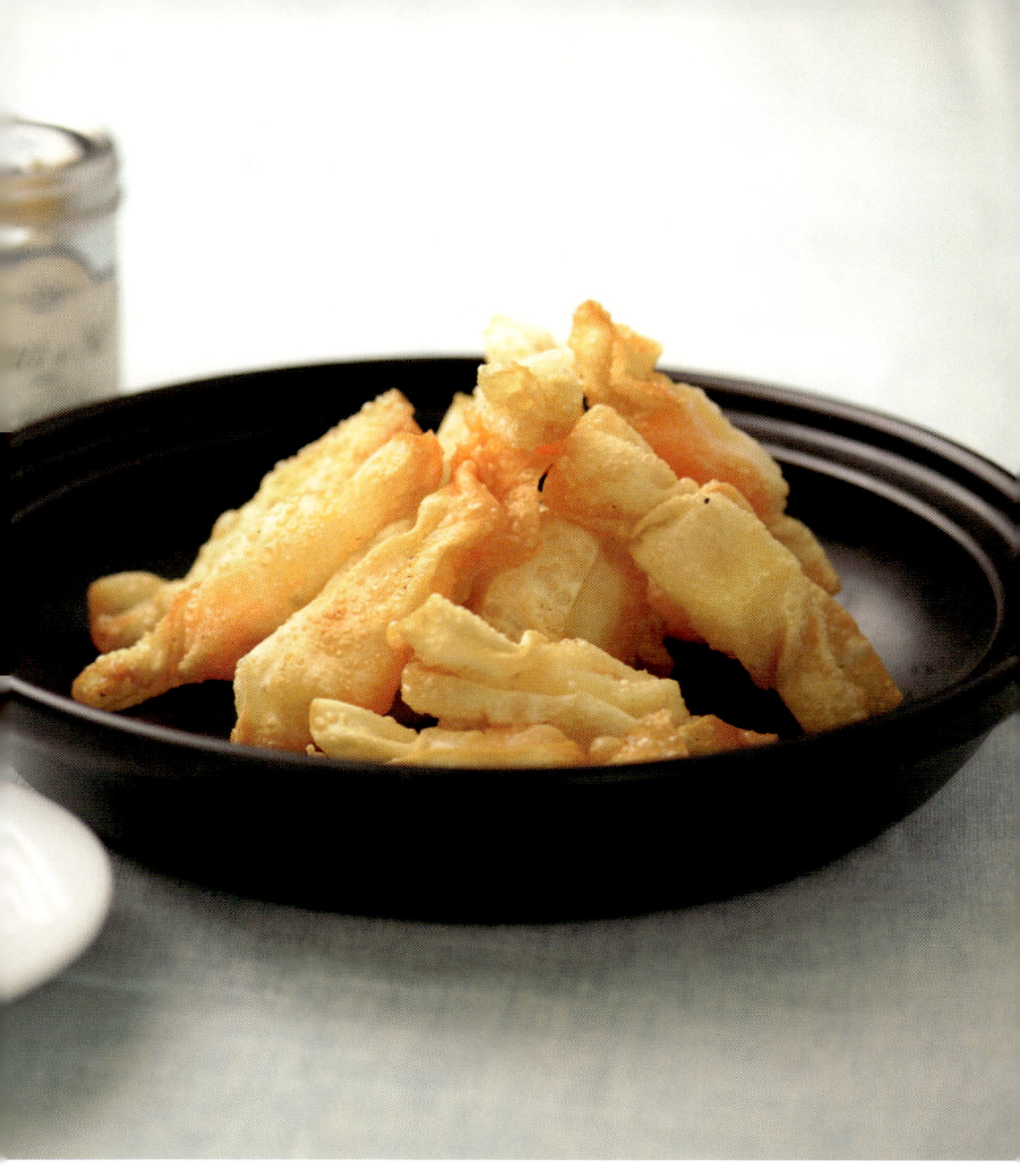

たんぱく質　カルシウム　ビタミンA　ビタミンB2

赤ワインと相性のいいチーズでカルシウム補給

キャラメルチーズをセロリ塩でおたべ～

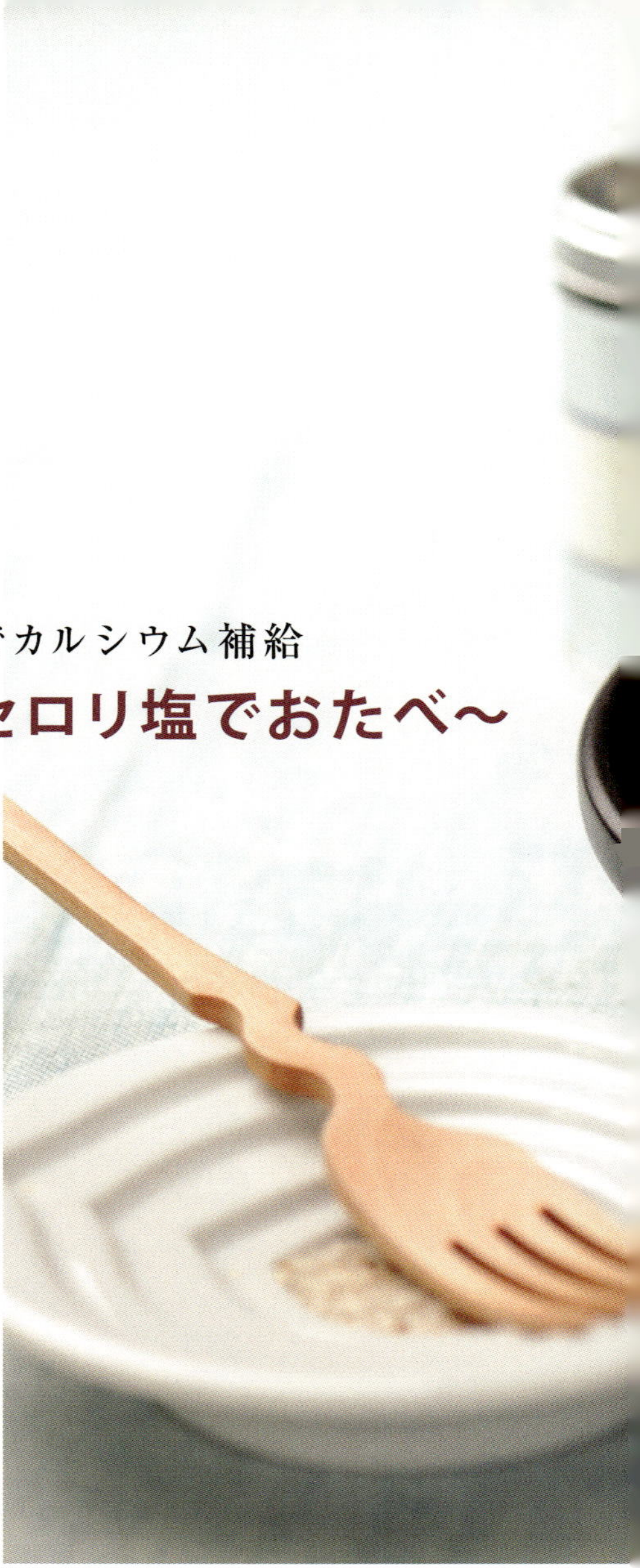

材料 2人分（12コ）［1人前 **305kcal** 塩分 **1.3g**］

チーズ（ゴーダ、チェダー、ペッパーなど）…… 72g
ワンタンの皮 …… 12枚
オリーブオイル（揚げ油用）…… 適量

［セロリ塩］＊作りやすい量
塩 …… 100g
セロリの葉 …… 30g

作り方

❶塩を弱火で煎り、セロリの葉のみじん切りを加え、さらに水分がなくなるまで煎る。
❷ワンタンの皮でチーズをくるくるまき、キャラメル（キャンディ）のように両端をねじって包み、180度に熱したオリーブオイルでカラリと揚げる。

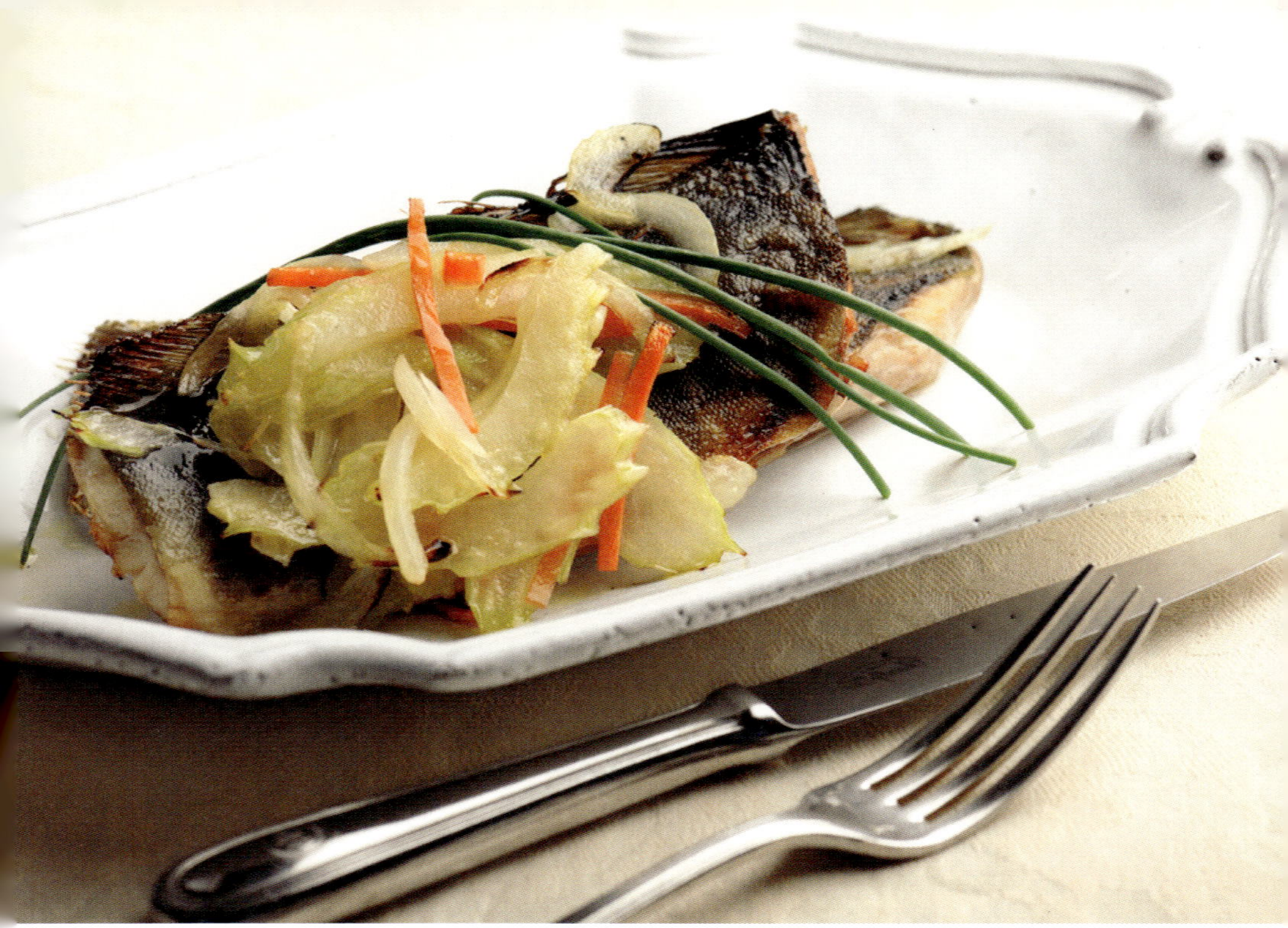

カリウム　硫化アリル　βカロチン　オレイン酸

オリーブオイルのマリネで動脈硬化を予防

しまほっけのマリネグリル

材料　2人分　[1人前 **452kcal** 塩分 **2.1g**]

しまほっけ（干物）	1尾分
セロリ	1本
玉ねぎ	中1コ
にんじん	20g
チャービル	4本
オリーブオイル	150ml

作り方

❶セロリは薄切り、にんじんは太めの千切り、玉ねぎは薄くスライスし水にさらし、水気をきる。

❷密閉できるビニール袋の中に、しまほっけの干物と❶を入れ、オリーブオイルを注いでマリネにし、冷蔵庫に入れて一晩おく。

❸❷を袋から取り出して、グリルにしまほっけの干物と野菜をのせて中火で片面だけを焼く（フライパンでもOK）。

❹チャービルを添えて盛り付ける。

※干物の塩分だけで味がつくので、調味料は必要ありません。

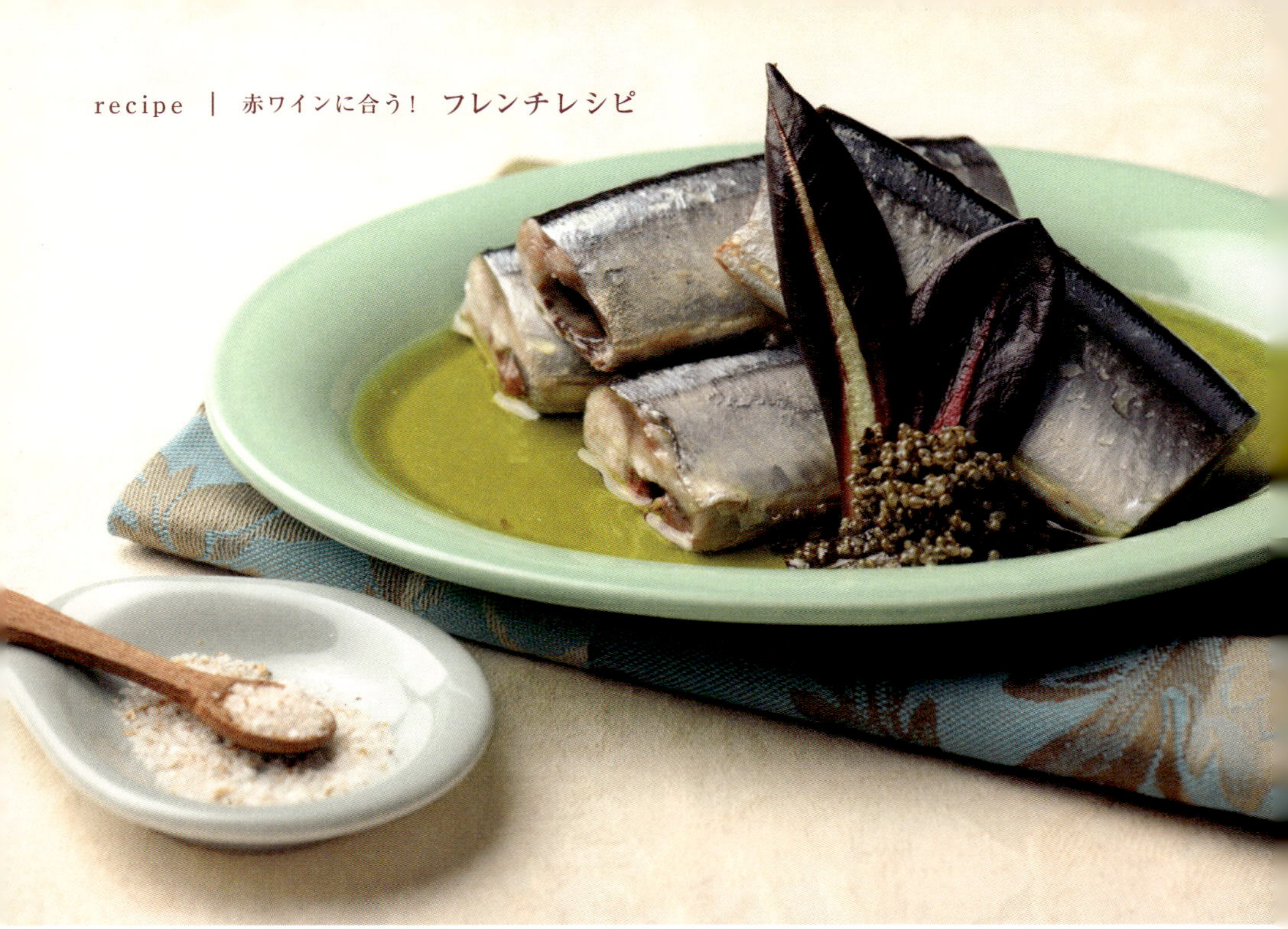

DHA　EPA　リノール酸　リノレン酸

血液サラサラ効果の魚をアンチエイジングソースで

さんまのオイル蒸し

材料 **2人分** ［1人前 **628kcal**　塩分 **1.3g**］

さんま ………2本（頭をおとして½の輪切りにする）
オリーブオイル ………200ml
とんぶり ………大さじ2
トレヴィス（あれば）………2枚

［マリネ塩］
天然塩 ………大さじ2
タイム（粉）………5g
ローリエ（粉）………5g

作り方

❶天然塩とタイム、ローリエを混ぜ、マリネ塩を作る。
❷さんまに❶のマリネ塩をふって15分おき、ザルに入れ水気をとる。
❸器に❷のさんまを置き、オリーブオイルをかぶるくらいに入れて、ラップをし、蒸気のあがった蒸し器で30分蒸す。
❹❸を器に盛り付け、とんぶりを添える。

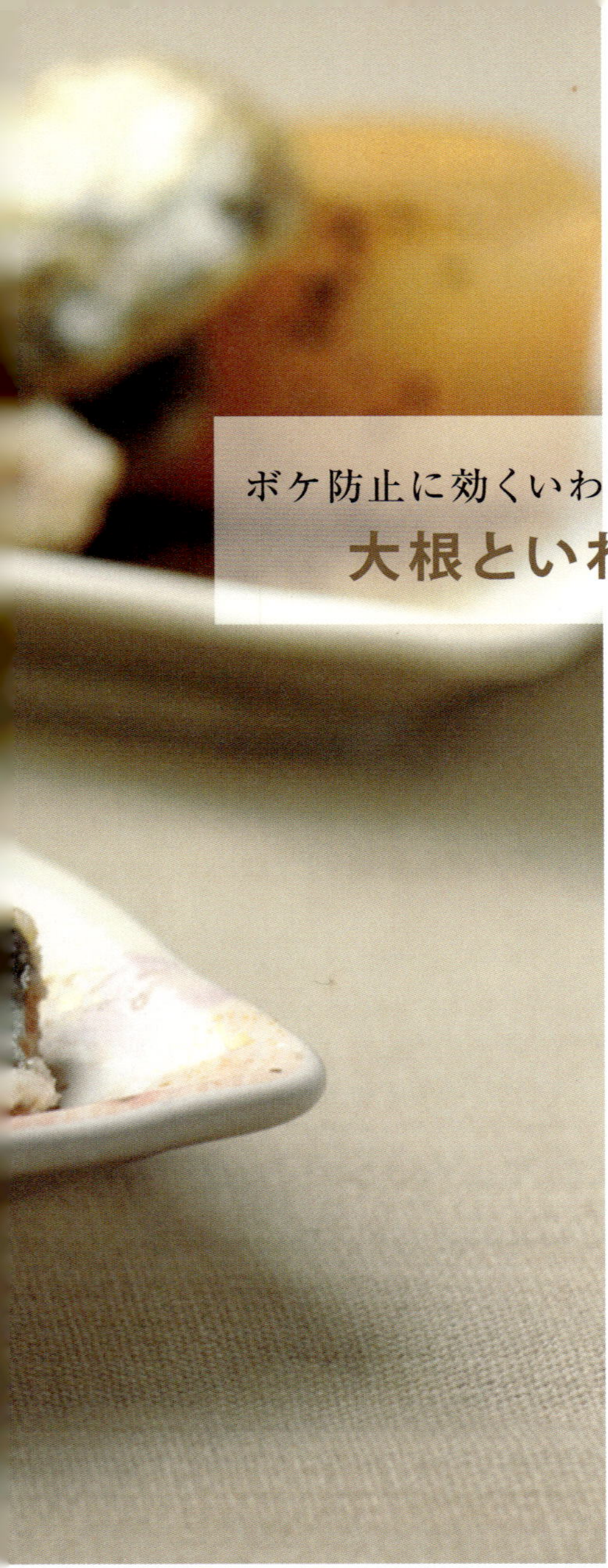

JAPANESE recipe

DHA　EPA　ビタミンC

ボケ防止に効くいわしをじんわり味のしみた大根と

大根といわしのゆかりあんかけ

材料 2人分 ［1人前 215kcal 塩分 2.6g］

いわし	2尾
大根	厚さ4cm×2コ
濃口しょうゆ	大さじ2
砂糖	少々
かつお風味だし	小さじ2
みりん	大さじ1
ゆかり	大さじ1
片栗粉（水大さじ1でとく）	大さじ1
水	600ml
サラダ油（揚げ油用）	適量

作り方

❶いわしは、三枚におろして、水分をよくふきとる。

❷大根は4cmの厚さに切り分け、皮をむいて面取りする。裏と表にかくし包丁を入れてから、米のとぎ汁でボイルする。

❸鍋に❷と水、かつお風味だし、濃口しょうゆ、砂糖を入れ弱火で煮る。

❹❶に片栗粉（分量外）をまぶし、180℃に熱したサラダ油でカリッと揚げる。

❺ぎんあんを作る。❸の煮汁200mlにみりんを入れ、水とき片栗粉でとろみをつけ、火を止めてから、ゆかりを入れる。

❻器に❸と❹をのせ、❺をかける。

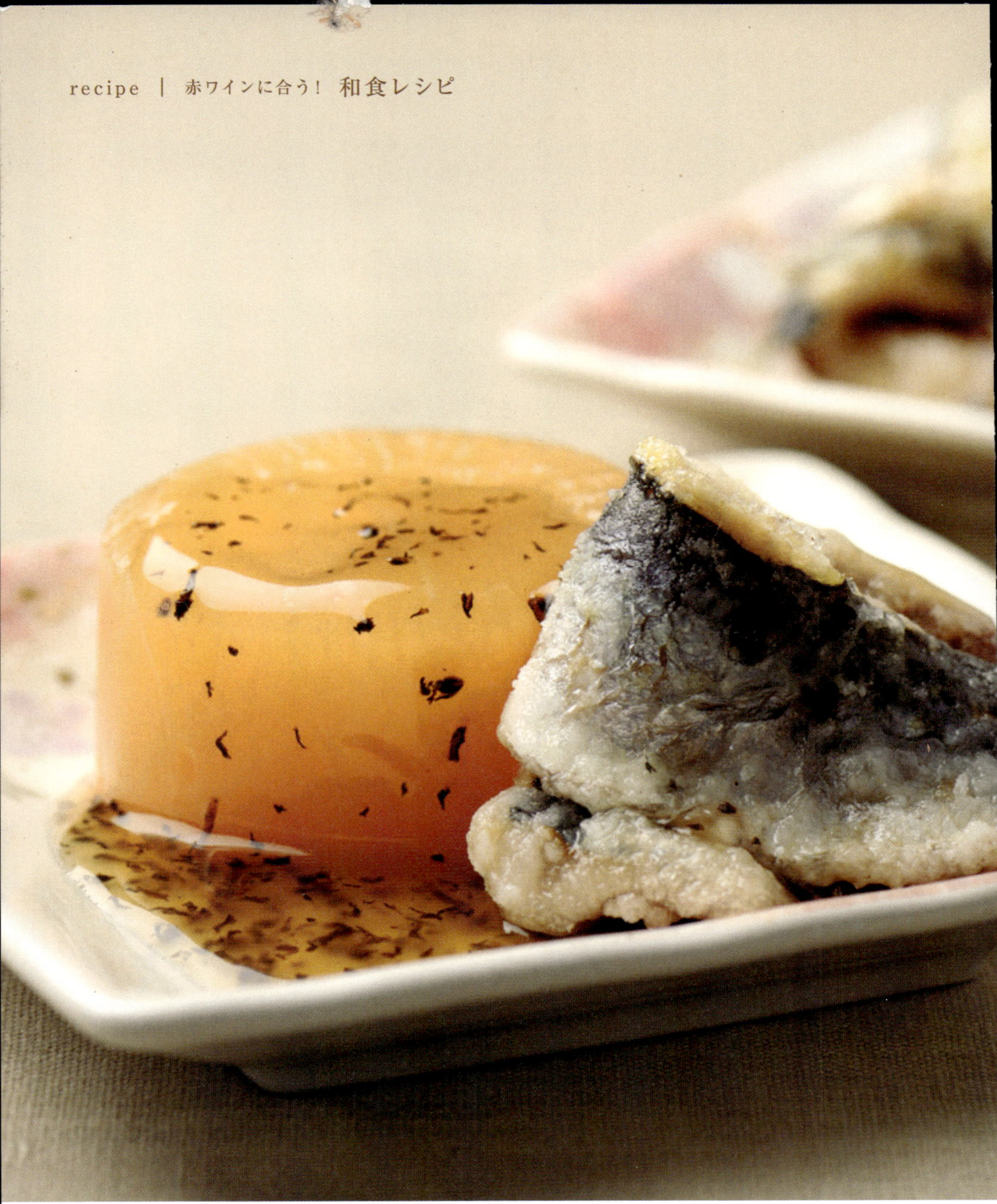

食物繊維　ポリフェノール　カルシウム　ビタミンB群　鉄

動脈硬化やがんを抑えるなすを優しい味でたっぷりと

なすの紫煮

作り方

❶なすはヘタがついた丸のまま、乾いたふきんで汚れを落とす。（水洗いをすると、煮上げた時に色が飛んでしまうので注意）。
❷❶を鍋に入れ、濃口しょうゆをなすがひたひたに浸かるまで入れて火にかける。おとし蓋（クッキングシート）をして、中火で煮る。
❸なすの表面がしわしわになってきたら、できあがり（中まで火が通った目安）。
※なすの中にまでしょうゆの味はしみないので、からくなりません。

材料 2人分 ［1人前 **48kcal** 塩分 **1.8g**］

長なす	３本
濃口しょうゆ	適量
木の芽（あれば）	少々

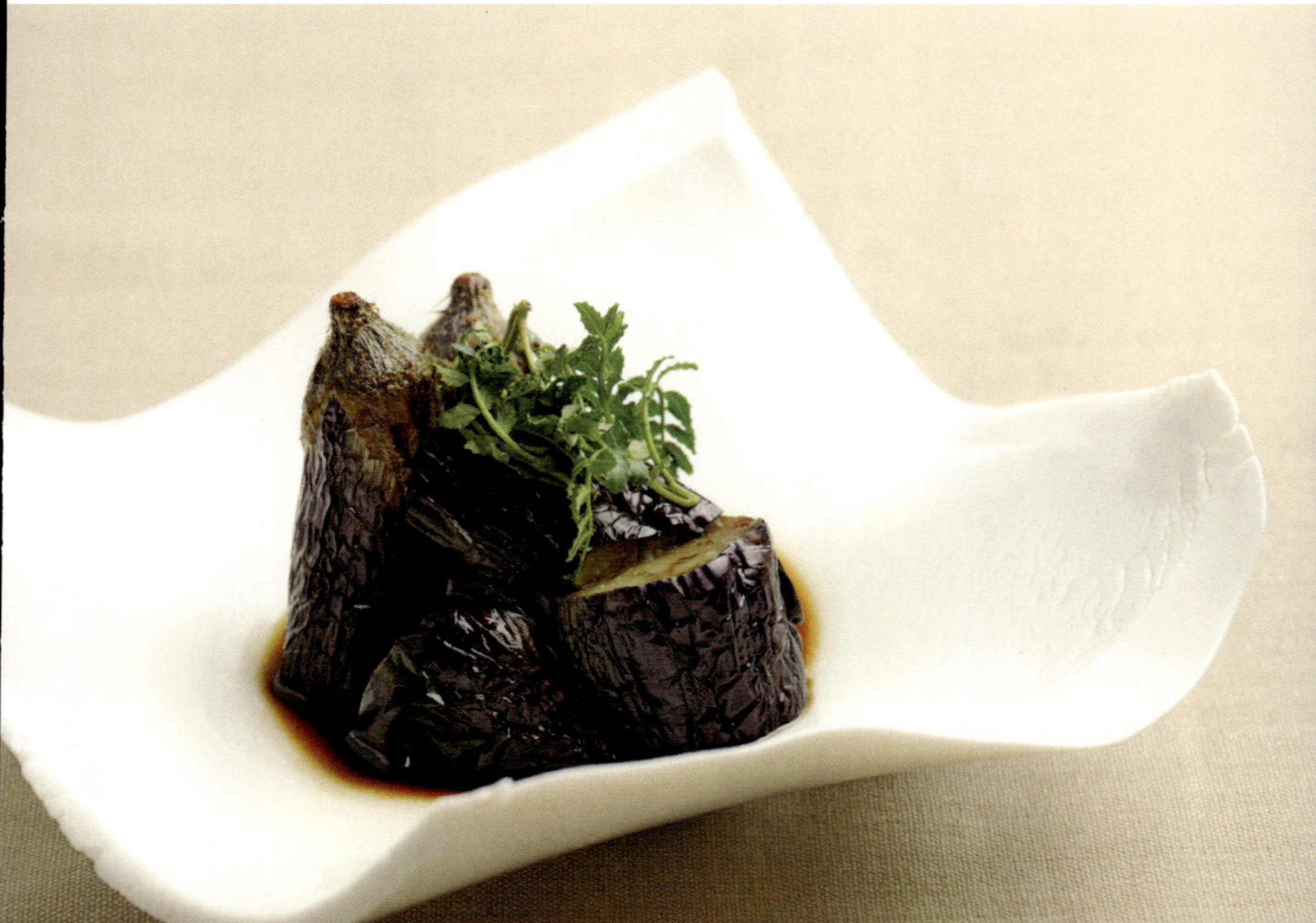

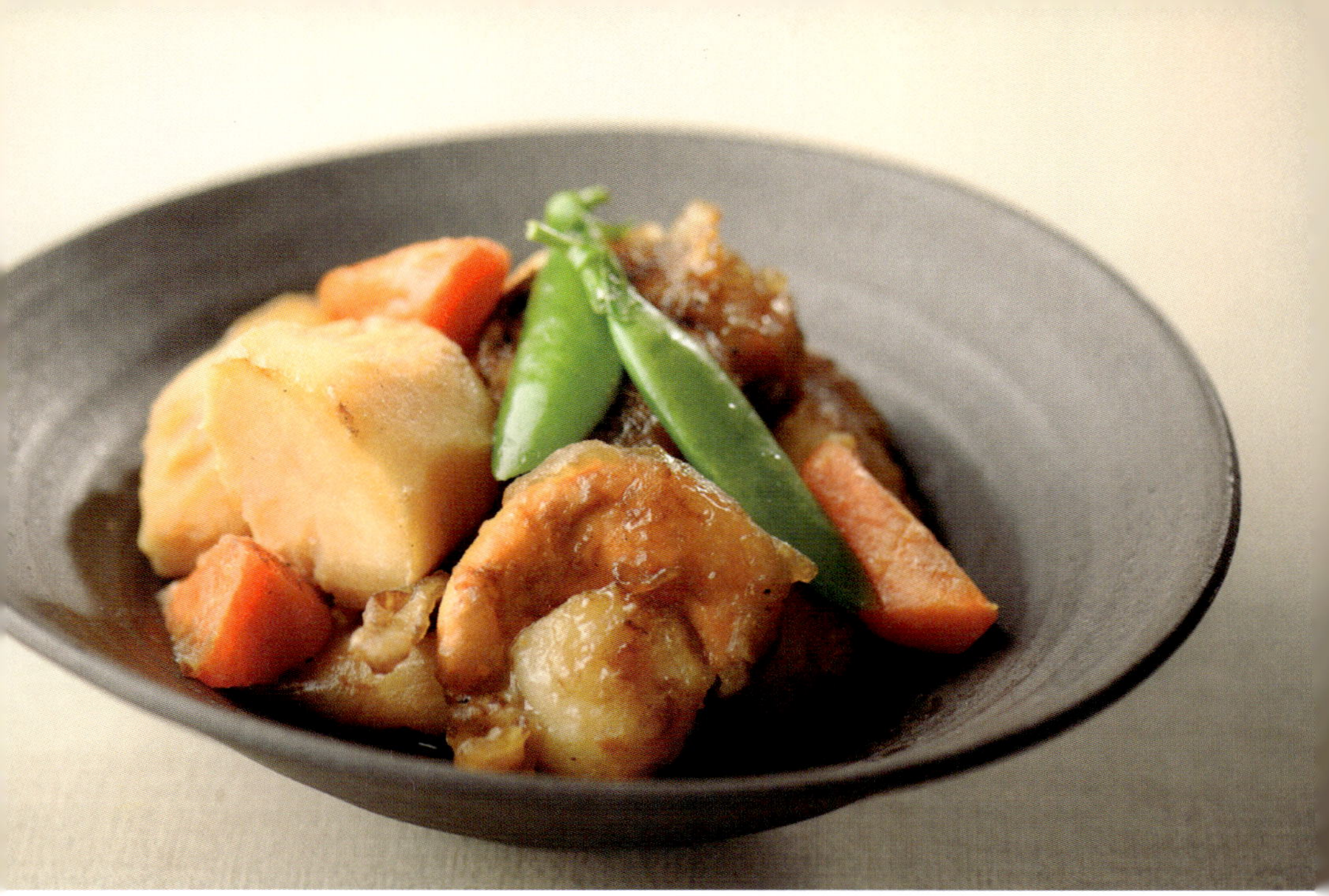

たんぱく質　タウリン　ビタミンB1　ビタミンC

野菜の抗酸化力とほたてのタウリンで生活習慣病を予防

ほたてとじゃがいもの煮物

材料　2人分［1人前 **396kcal**　塩分 **3.8g**］

ボイルほたて	4コ
じゃがいも	中2コ
にんじん	中½本
玉ねぎ	中1½コ
スナップえんどう	4枚
片栗粉	適量
サラダ油	大さじ1
かつお風味だし	小さじ1⅓
酒（もしくはワイン）	大さじ1
砂糖	大さじ2
濃口しょうゆ	大さじ2
水	400ml

作り方

❶ボイルほたてを下処理する（そうじして水洗いする）。
❷❶の水気をよく取り除き、片栗粉をまぶし、オリーブオイルを少しひいたフライパンで焼き目をつける。
❸じゃがいもは半分、にんじんは一口大に切る。
❹玉ねぎは6等分のくし切りに切る。
❺❸と❹を鍋に入れ、水、かつお風味だし、砂糖を入れて火にかける。ひと煮立ちしたら酒を入れる。野菜に火が通ったら濃口しょうゆで味をととのえる。
❻スナップえんどうは、塩を入れボイルする。
❼器に❺❻❷を盛りつける。

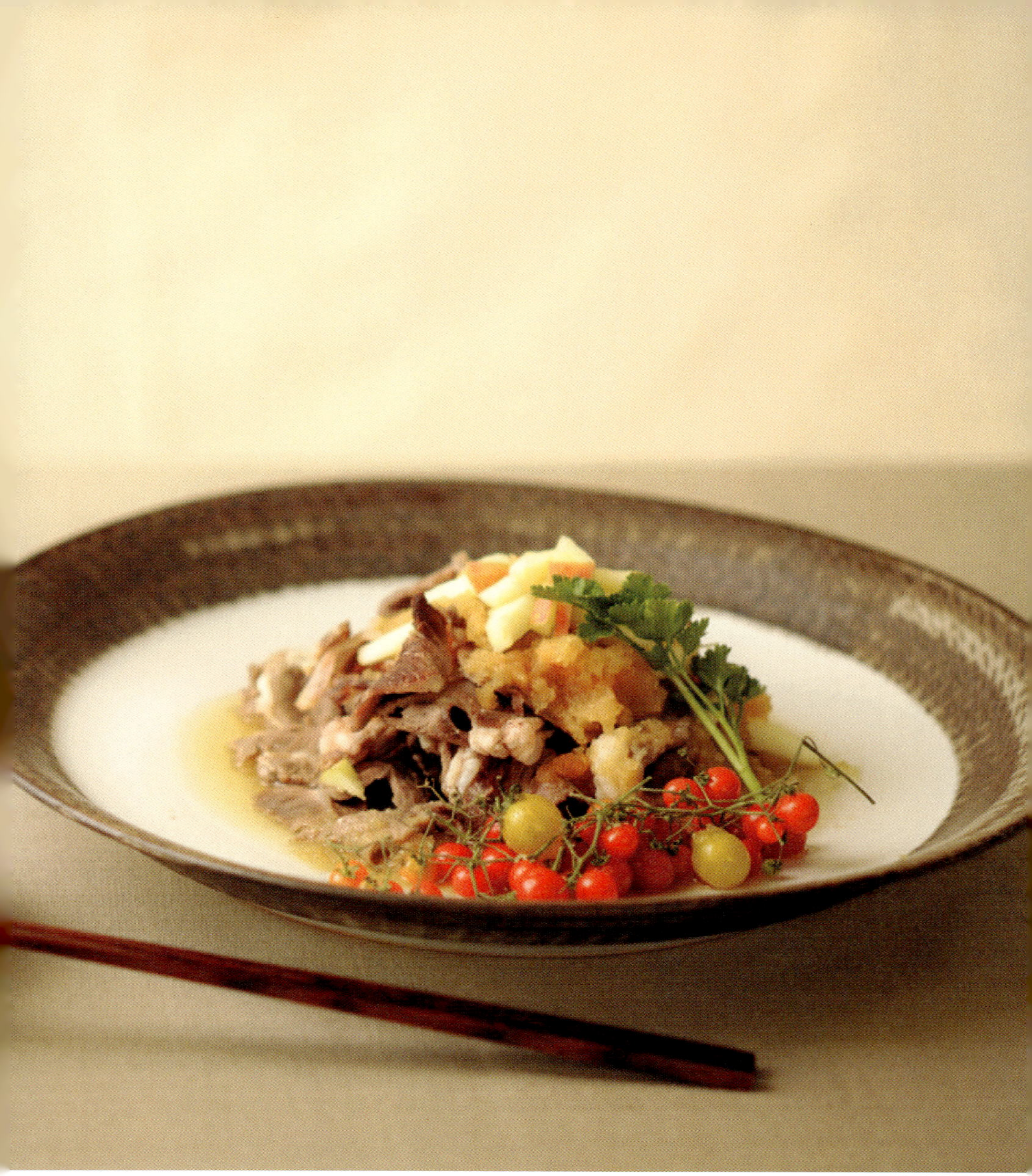

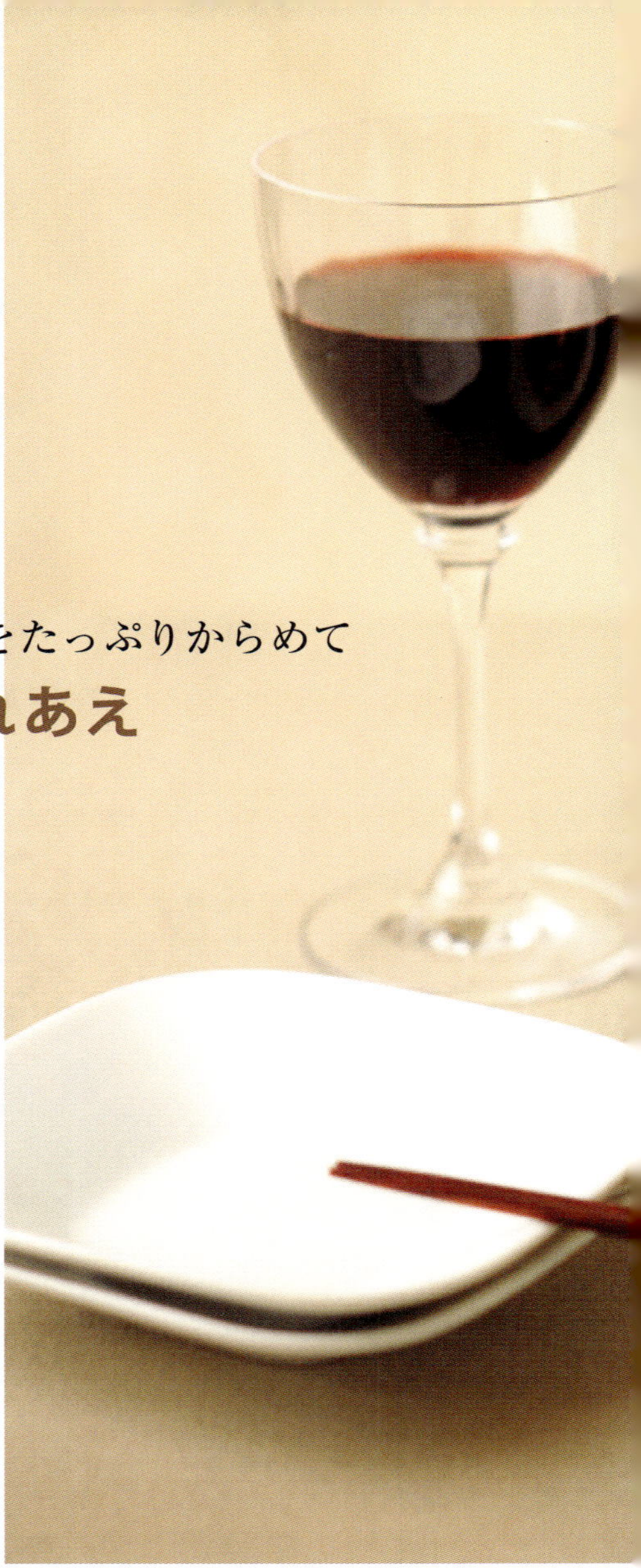

たんぱく質　鉄　ペクチン　ポリフェノール

生活習慣病を予防するりんごをたっぷりからめて

ラム肉のりんごみぞれあえ

材料 2人分 ［1人前 **330kcal** 塩分 **1.0g**］

ラム肉（スライス）……………… 200g

［りんご　漬け用］
皮つきのまますりおろしたもの……… ½コ

［りんご　みぞれ酢用］
皮をむいてすりおろしたもの ……… ¾コ
さいの目……………………………… ¼コ

リンゴ酢……………………………… 小さじ2
濃口しょうゆ………………………… 小さじ2
ミニトマト（あれば）……………… 適量
イタリアンパセリ（あれば）……… 適量

作り方

❶漬け用のりんご½コは、皮のままおろし金でおろし、ラム肉を1中夜漬けておく。
❷皮をむいたりんご¾をおろし金でおろし、リンゴ酢と濃口しょうゆを入れて混ぜる。
❸残り¼のりんごをさいの目に切り、❷に入れる。
❹❶のラム肉を漬け汁ごとフライパンで焼き、器に盛りつけ、❸をかけていただく。

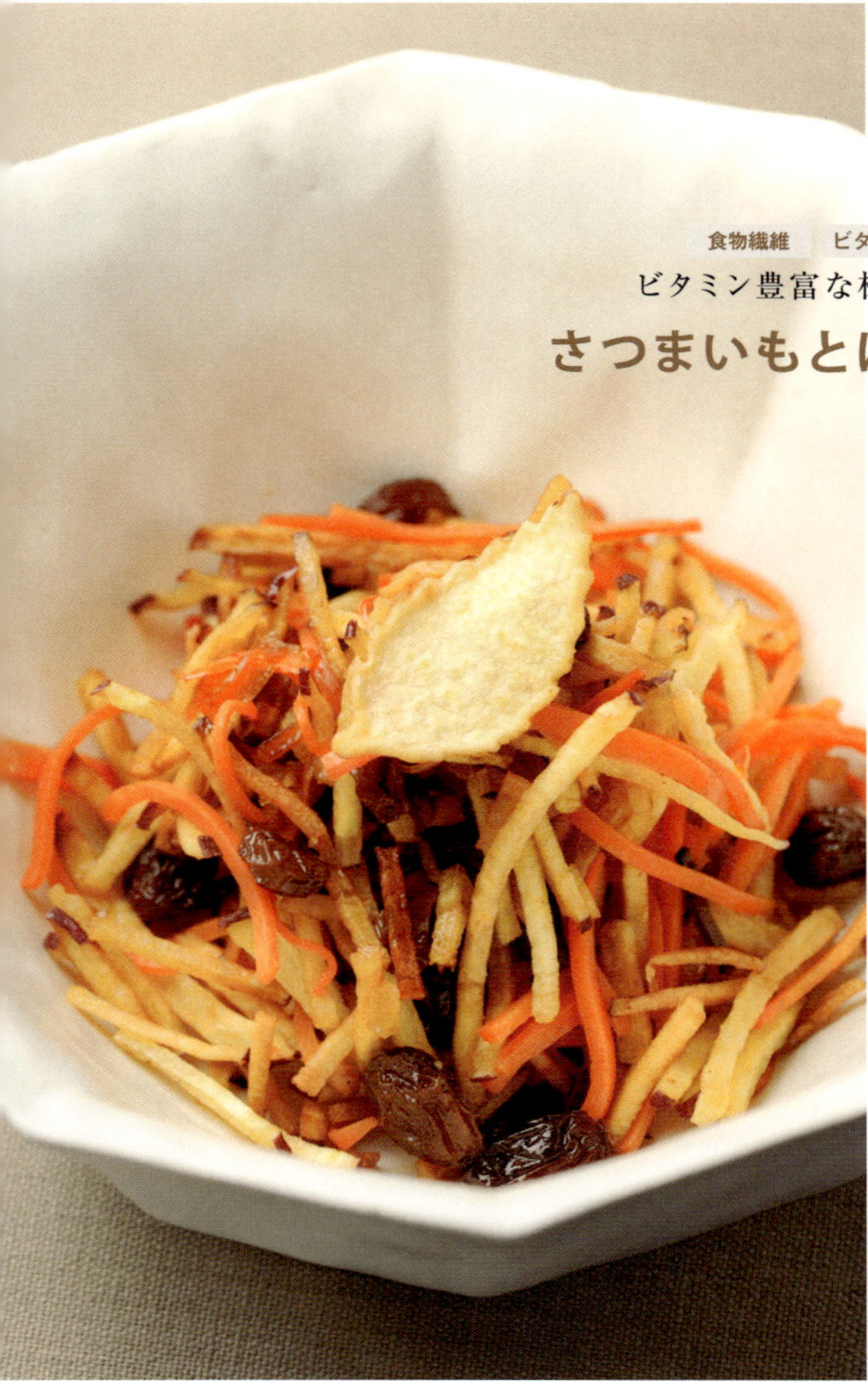

食物繊維　ビタミンB1　βカロチン　カリウム

ビタミン豊富な根菜にレーズンを加えて

さつまいもとにんじんの金平

材料 2人分

［1人前 **325kcal** 塩分 **1.0g**］

さつまいも……200g
にんじん……60g
レーズン……50g
かつお風味だし（水150mlでとかす）……小さじ1
淡口しょうゆ……小さじ1
サラダ油（揚げ油用）…適量
ゴマ油……大さじ1

作り方

❶さつまいもは、マッチ棒より太めに千切りにして、水にさらす。
❷にんじんは、マッチ棒の太さの千切りにして、水にさらす。
❸さつまいもはキッチンペーパーで水分を取り、160～180℃に熱したサラダ油で素揚げする。
❹鍋にゴマ油をひき、水切りしたにんじんを軽く炒め、❸のさつまいも、水でとかしたかつお風味だし、淡口しょうゆの順に入れ、汁がなくなったら水で戻したレーズンを入れる。

DHA　EPA　ペクチン　ムチン

ネバネバ効果でコレステロールを抑える

まぐろのおくら・めかぶ・土佐酢ジュレ

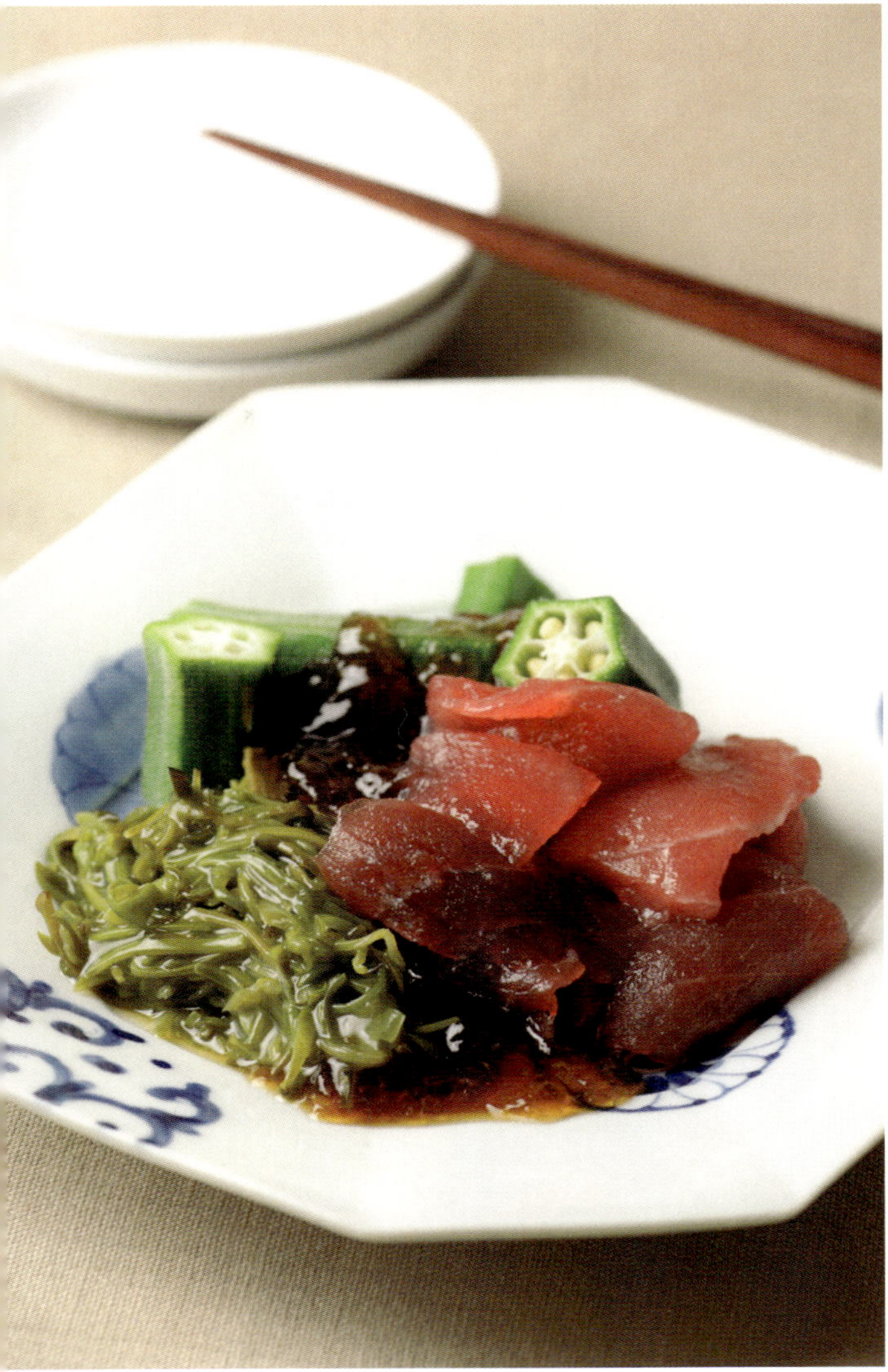

材料 2人分

［1人前 **95kcal**　塩分 **2.7g**］

- まぐろ（赤身・生食用）……80g
- おくら……2本
- 芽かぶ（市販のもの）……40g
- 塩……少々

［ジュレの材料］

- 淡口しょうゆ……小さじ2
- かつお風味だし……小さじ2
- 酢……小さじ2
- 甘麹……大さじ1
- ゼラチン（水大さじ1でふやかす）……3g
- 水……120ml

作り方

❶ジュレをつくる。ゼラチンを水でふやかす。かつお風味だし、甘麹、淡口しょうゆ、酢を火にかけ土佐酢を作る。火を止めてからふやかしたゼラチンを入れ、あら熱が取れたら容器に流し、冷蔵庫で固める。固まったら、包丁でたたいてジュレにする。

❷おくらは塩を入れてゆでる。半分に切って皿にならべておく。

❸❷と芽かぶ、まぐろを器に盛り、❶をちらす。

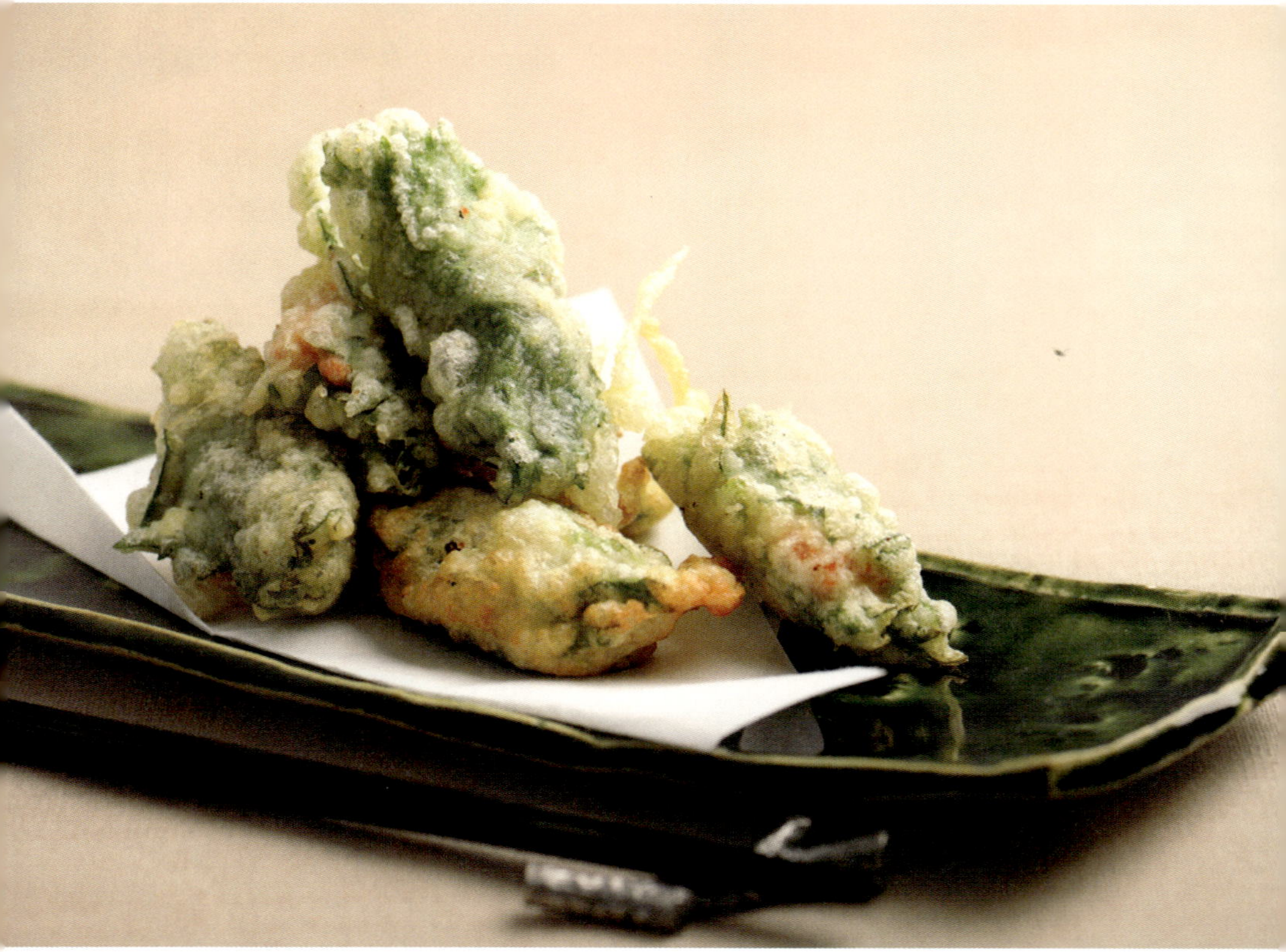

たんぱく質　ナイアシン　カロテン　カルシウム

脂肪代謝を促す明太子を抗酸化力のある大葉で包んで

明太子香り揚げ

材料 2人分（6コ）［1人前 **244kcal** 塩分 **4.2g**］

明太子	150g
大葉	6枚
天ぷら粉	100g
水	200ml
小麦粉	少量
オリーブオイル（揚げ油用）	適量

作り方

❶明太子は6等分に切る。
❷❶を大葉で包み、楊枝で止める。
❸ボウルに水を入れ、天ぷら粉をふり入れ、粘りが出ないように粉を沈めるように合わせて衣を作る。
❹❷にかるく小麦粉をまぶし、衣をつけて、165℃に熱したオリーブオイルで揚げる。

コラーゲン　たんぱく質　ナイアシン

コラーゲン豊富な手羽先で血管の弾力性をアップ

ちくわ麩と手羽先旨煮

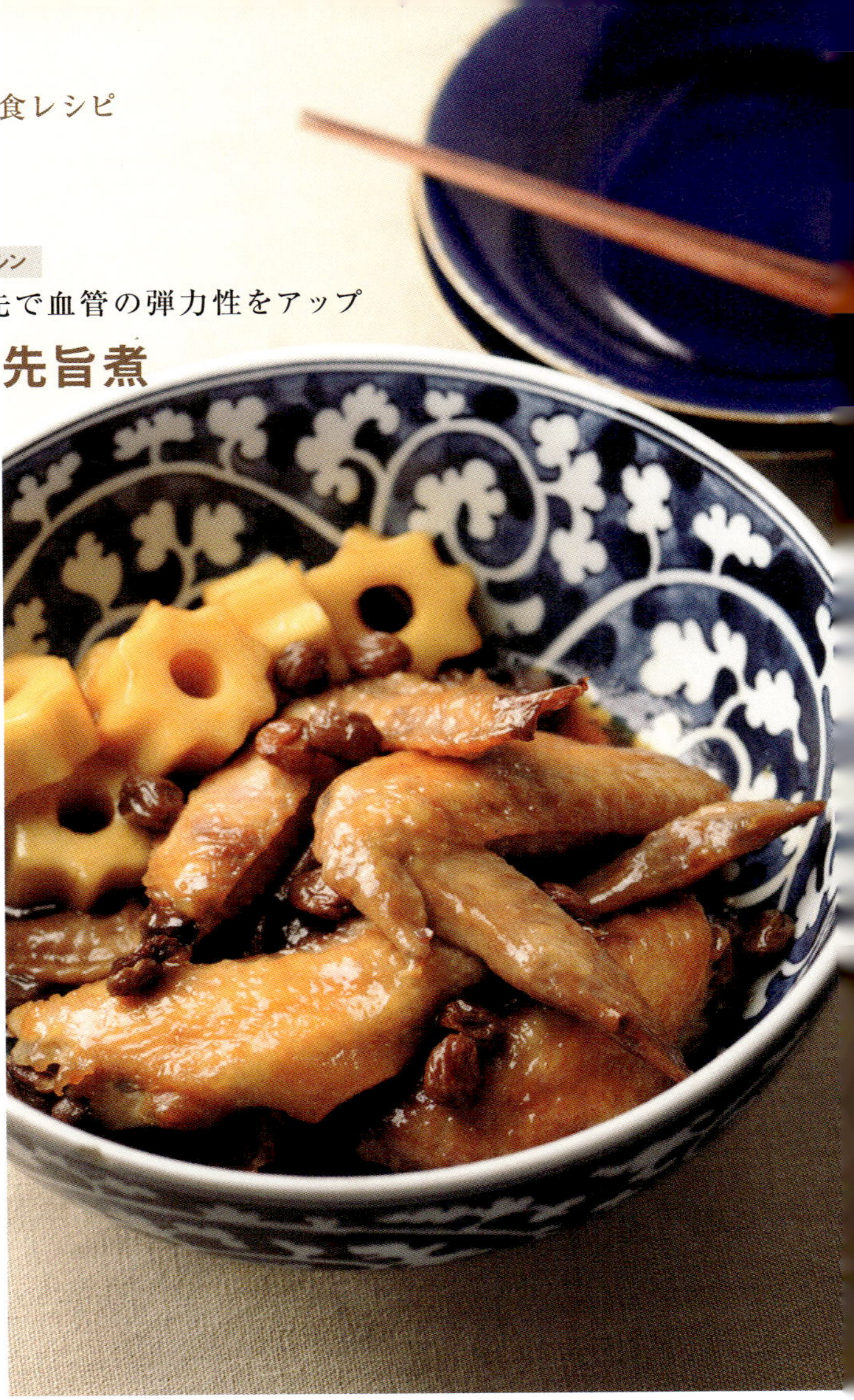

材料 2人分

［1人前 **334kcal** 塩分 **4.6g**］

手羽先 …………………… 6本
ちくわ麩…⅔本（2cmの厚さ×6コ分）
長ねぎ（青い部分）…10cm
しょうが …………… 1かけ
レーズン ……………… 20g
水 ……………………… 300ml
かつお風味だし…小さじ1
酒 …………………… 小さじ2
甘麹 ……………大さじ3強
濃口しょうゆ……大さじ3

作り方

❶手羽先は湯通しし、圧力鍋に酒、水、長ねぎ、しょうがを入れ、火にかける。圧力鍋がふいてから弱火で15分加熱する。

❷ふたをあけ、長ねぎ、しょうがを取り出したら、強火にしてあくを取り、かつお風味だし、レーズンを入れる。

❸だしが半分になったら、ちくわ麩、濃口しょうゆの順に入れて火を止める。あら熱が取れたら甘麹を入れてつゆになじませる。

アスタキサンチン　エルゴステロール　食物繊維

抗酸化力の強いさけを赤ワインに合うみそ味で

さけ黄金みそ焼き

材料 2人分

［1人前 **531kcal** 塩分 **1.5g**］

生さけ切身 …… 180g×2枚
生しいたけ …… 70g
玉ねぎ …… 中½コ

［たまごの素］
玉子（卵黄）…… 1コ（L玉）
オリーブオイル …… 50ml
みそ …… 大さじ1

作り方

❶たまごの素を作る。卵黄にオリーブオイルを少量ずつ入れる（卵黄とオイルが分離しないように仕上げる）。なめらかになったら、みそを加えてさらに混ぜる。
❷生しいたけは小口切り、玉ねぎはスライスにしてフライパンで油なしでソテーする。これを❶に入れる。
❸卵白をホイップし、❷を入れてざっくりと混ぜる。
❹さけの切り身をグラタン皿に入れ5～6分程度グリルで焼く。さけに火が通ったら、❸を塗ってさらに1～2分焼く。表面に軽く焦げ目がついたらできあがり。

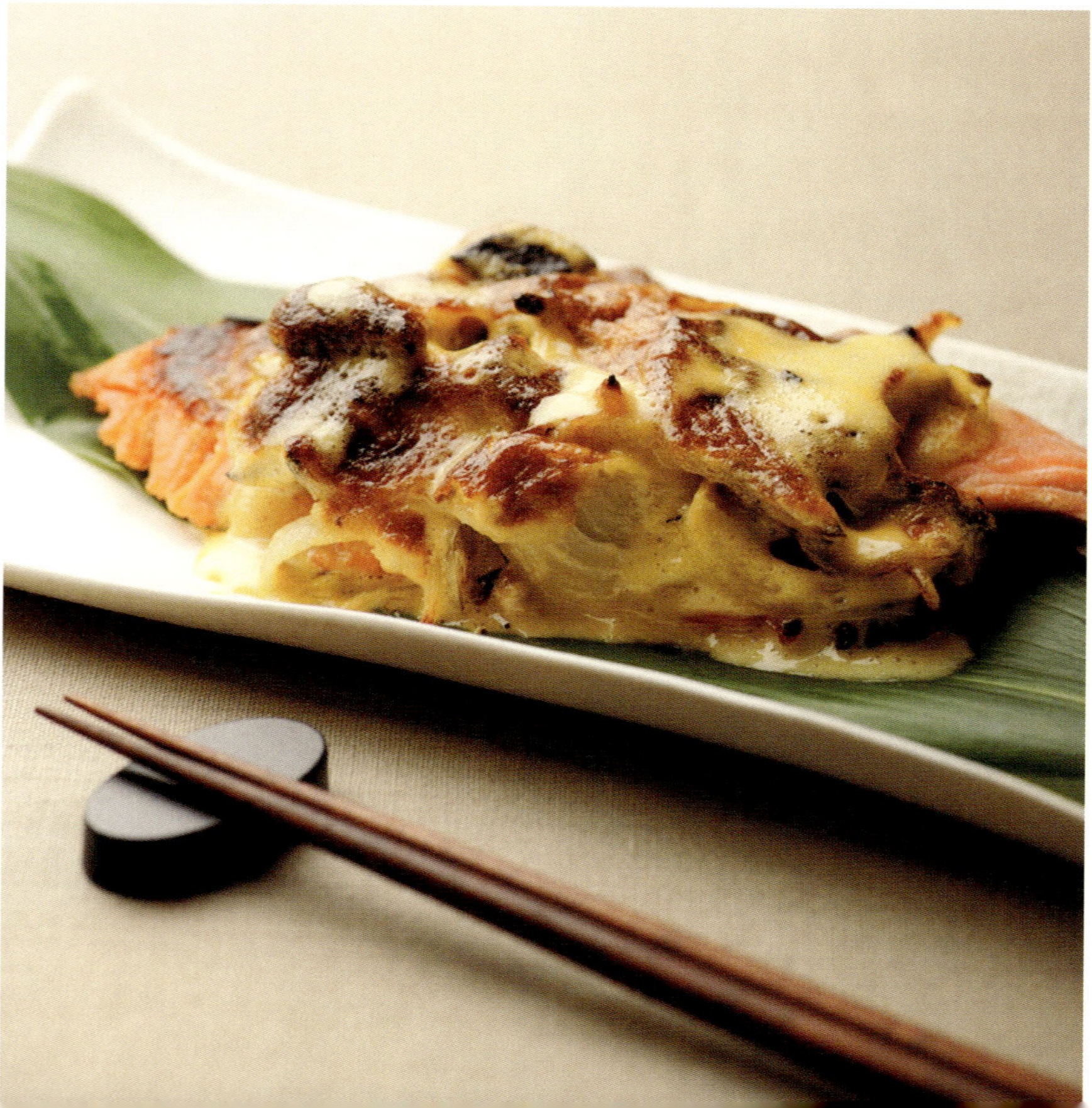

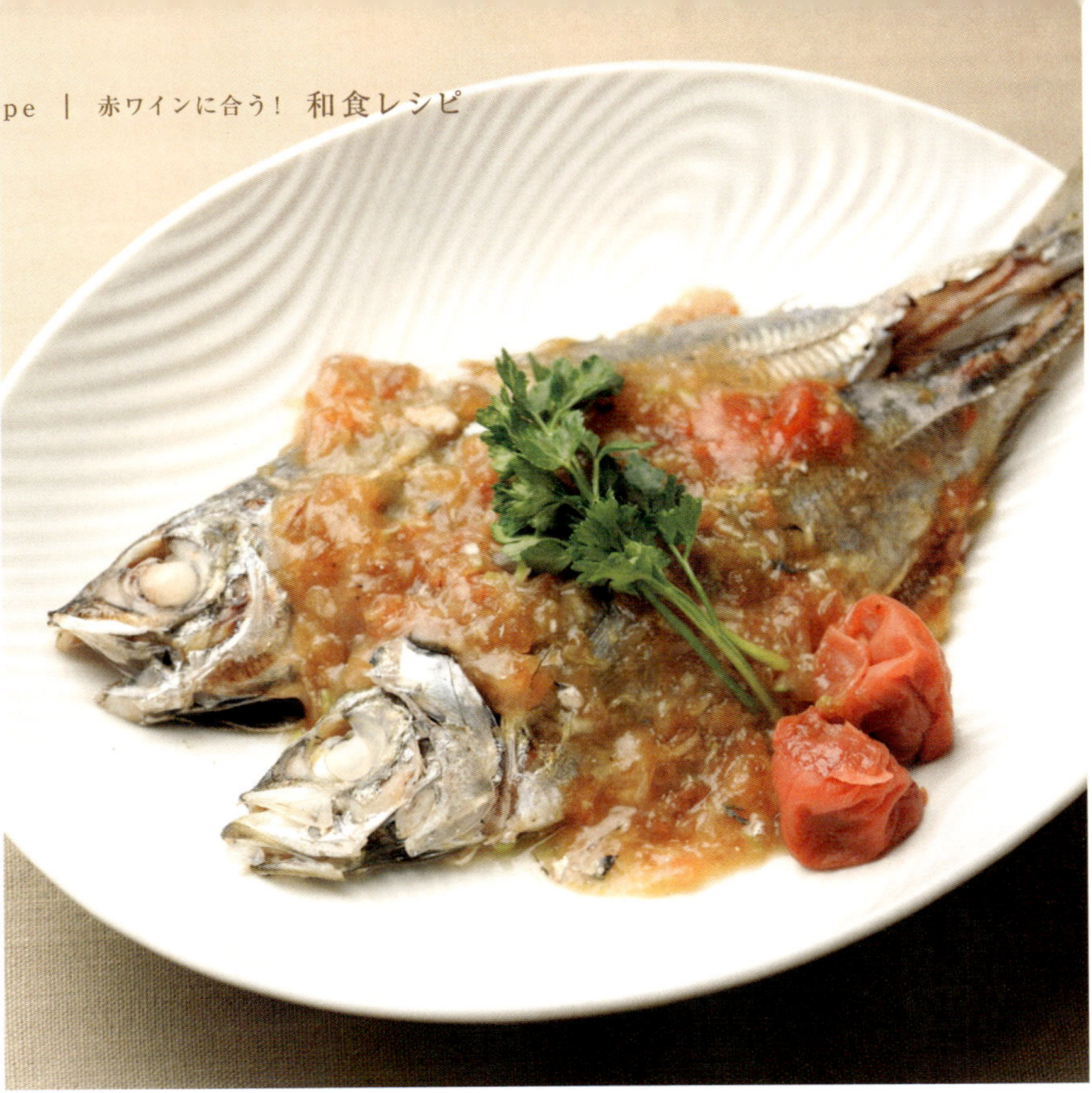

DHA　EPA　カルシウム　クエン酸

老化防止のあじを疲労回復効果のある梅肉とともに

あじの梅肉蒸し

材料 2人分 ［1人前 **292kcal** 塩分 **4.9g**］

あじ（下処理をしたもの）……… 中2匹
しょうが ……… 大さじ2（粗みじん）
イタリアンパセリ（あれば）……… 適量

［合わせ調味料］
濃口しょうゆ ……… 大さじ2
酒 ……… 大さじ2
ゴマ油 ……… 大さじ2
甘麹 ……… 大さじ2
梅肉 ……… 大さじ2
片栗粉 ……… 大さじ2

作り方

❶下処理をしたあじは水洗いし、クッキングペーパーで水分をふきとる。
❷合わせ調味料（濃口しょうゆ、酒、ゴマ油、甘麹、梅肉、片栗粉）と、粗みじんにしたしょうがと合わせたものをあじの上にかけ、蒸気の上がった蒸し器で約15分蒸す。

topics

赤ワインに合う！老化・ボケ・がん予防にこの食材！

【野菜】

色・香り・苦味の強いものが好相性
丸ごと食べるのがおすすめ

「魚料理には白ワイン、肉料理には赤ワイン」。これまでのイメージは、間違いではないのですが、魚や野菜も82〜83ページで紹介しているような調理をすることで、赤ワインによく合う料理になります。

野菜には、ビタミン、ミネラル、食物繊維、ファイトケミカルなどの栄養素が豊富なので、積極的に摂りたいもの。特にファイトケミカルは体の酸化を防ぐ働きがあり、老化、ボケ、がんを抑制する効果があります。なかでも赤ワインと合うのは、色が濃いものや、香りや苦味が強い野菜。ファイトケミカルは加熱しても破壊されないうえ、生で摂取してもOK。皮の近くに多く含まれるので、できるだけ皮をむかず丸ごと食べましょう。

にんじん

β-カロチン　ビタミンA　食物繊維　カリウム

強力な抗酸化力
ボケとがんを予防

抗酸化作用のあるβ-カロチンを多く含むため、がんの予防効果が期待できます。またβ-カロチンは体内でビタミンAに変化し、皮膚や粘膜にうるおいを与えてくれます。

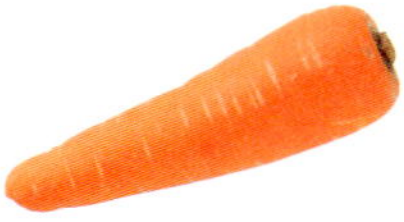

なす

アントシアニン　食物繊維　鉄　カルシウム　ビタミンB群

皮の紫紺色が
動脈硬化を抑える

皮の紫紺色はアントシアニンというポリフェノールの一種で、活性酸素の働きを抑制する働きがあります。動脈硬化の予防や、がんの発生・進行を抑える効果も期待できます。

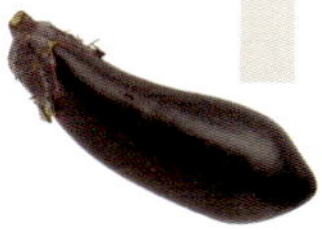

さつまいも

食物繊維　ビタミンB1　ビタミンC
ビタミンE　カリウム

豊富な食物繊維で大腸がんを防ぐ

セルロースやペクチンなどの食物繊維が非常に多く、便秘解消や大腸がんの予防に効果的です。血液中のコレステロールを低下させたり、血糖値を低下させたりする働きもあります。

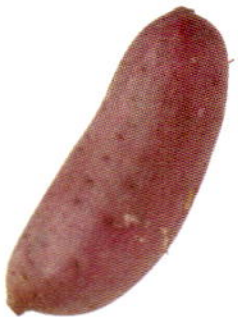

さやえんどう

ビタミンC　食物繊維　β-カロチン
ビタミンB1　リジン

必須アミノ酸が体の修復を促進する

成長の途中で摘み取られるためビタミンCが多く、免疫を強くする働きがあります。種に含まれる必須アミノ酸のリジンには、体の組織の修復を促進する効果があります。

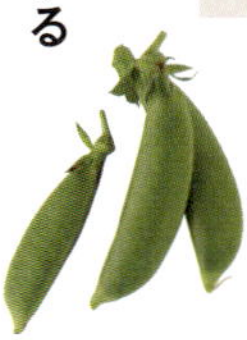

オクラ

ペクチン　ムチン　β-カロテン
ビタミンB1　カリウム

粘りの元のペクチンでコレステロール減

ネバネバの元は食物繊維のペクチンと、たんぱく質のムチンです。ペクチンには血中コレステロールを減らして血圧を下げる効果があり、ムチンは胃粘膜を保護する働きがあります。

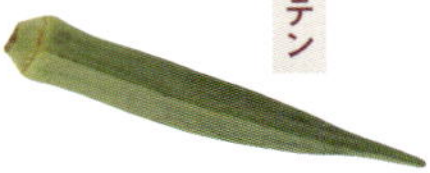

玉ねぎ

硫化アリル　ビタミンB1　食物繊維
リン　カリウム

硫化アリルで生活習慣病を予防

涙の原因でもあるファイトケミカルの一種・硫化アリルには、コレステロールの代謝を促し血液をサラサラにする効力があるので、高血圧、糖尿病、脳血栓、脳梗塞などの予防に効果的です。

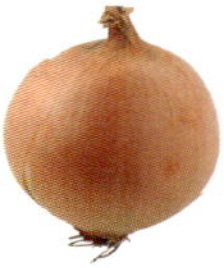

きのこ類

β-グルカン　食物繊維　カリウム
ビタミンB1　ビタミンB2

独自の抗腫瘍作用でがんを抑える

きのこ類特有の栄養素であるβ-グルカンには抗腫瘍作用があり、がんの発生・進行を抑えます。しいたけに含まれるエルゴステロールにはカルシウムの吸収を助ける作用があるため、骨粗しょう症予防に効果的です。

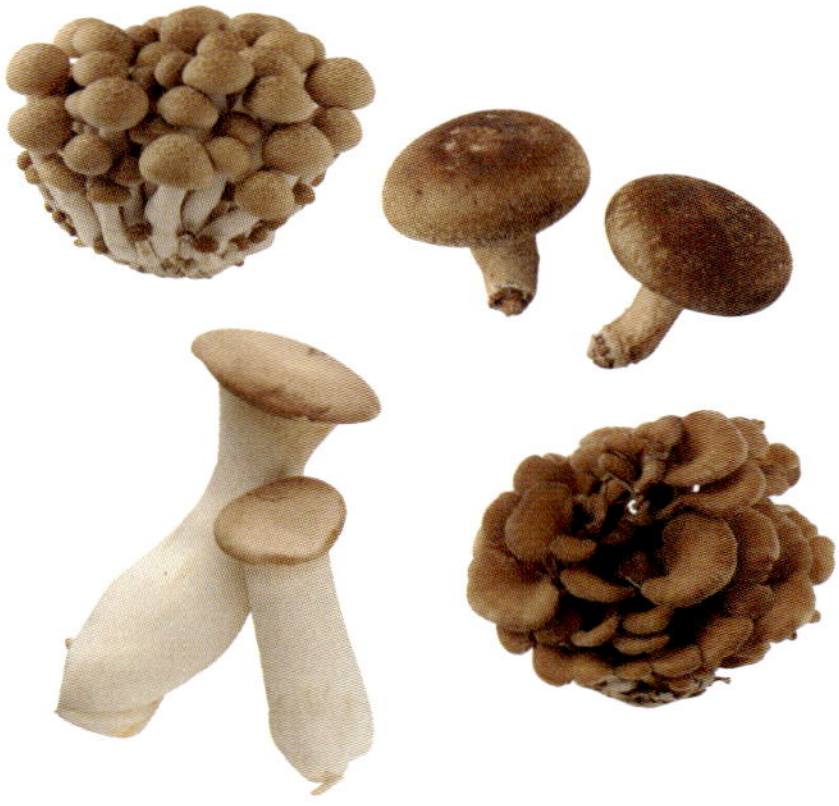

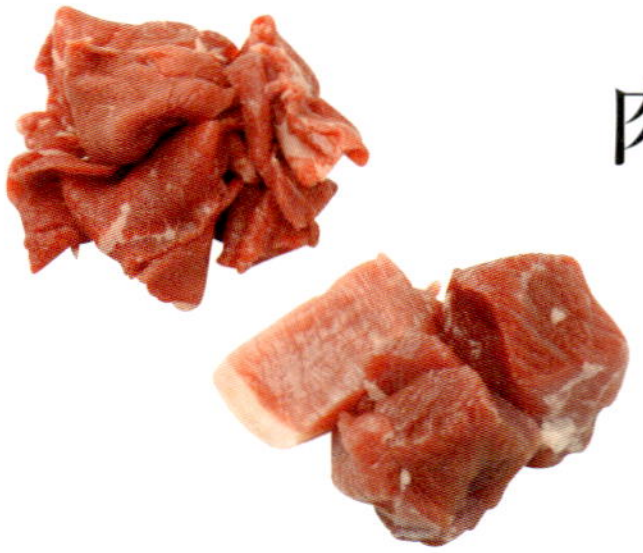

肉

たんぱく質　ビタミンB1　鉄

カリウム　リン

豚肉は疲労回復
鶏肉は白内障予防

豚ヒレ肉はビタミンＢ１が多く、疲労回復や肥満予防に効きます。ラム肉には鉄分が多く、冷え性や貧血に効果を発揮します。鶏胸肉は白内障予防効果のあるカルシノンと、脳の活性化に有効なアンセリンを含んでいます。

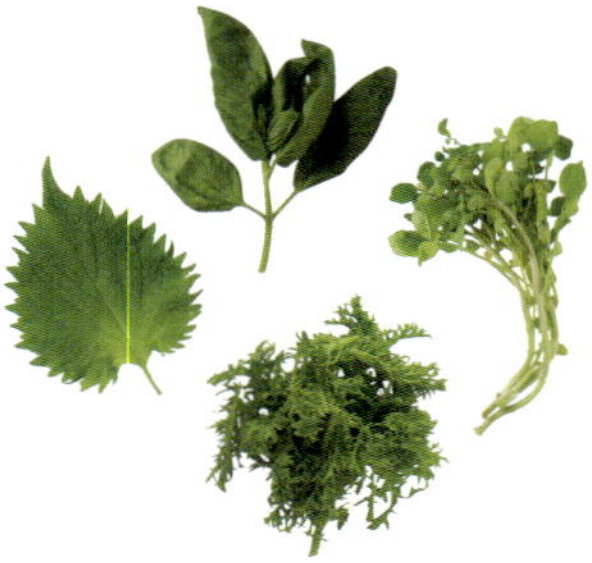

ハーブ類

カロテン　ビタミンE　リナロール

カルバクロール　チモール

香りの成分で
脳と体をリフレッシュ

バジルの香り成分リナロールには、鎮静作用があります。タイムやオレガノの香りはカルバクロールなどで、疲労回復に効果があります。ローズマリーの香りには頭を活性化させる効果があり、アルツハイマー予防が期待できます。

魚

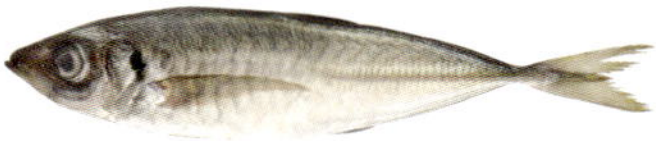

DHA　EPA　タウリン

カルシウム

青魚で血液サラサラ
鮭でボケ防止

主に青魚に豊富なＤＨＡとＥＰＡには、血液サラサラ効果や脳の働きをよくする効果などがあり、老化防止に広く役立ちます。鮭の赤色であるアスタキサンチンは抗酸化力が非常に強く、認知症の予防に期待がもたれています。

オリーブオイル

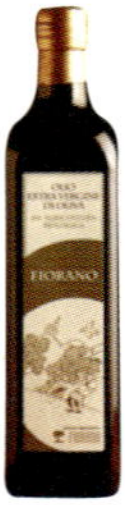

オレイン酸　β-カロチン　リナロール

カルバクロール　チモール

オレイン酸で
悪玉コレステロールが減

血中コレステロールを減らす作用のあるオレイン酸を含んでいるため、動脈硬化や心疾患の予防に効果的です。βカロチンやビタミンＥ、ビタミンＫには抗酸化力があり、がんや老化を防止する効果が期待できます。

ナッツ

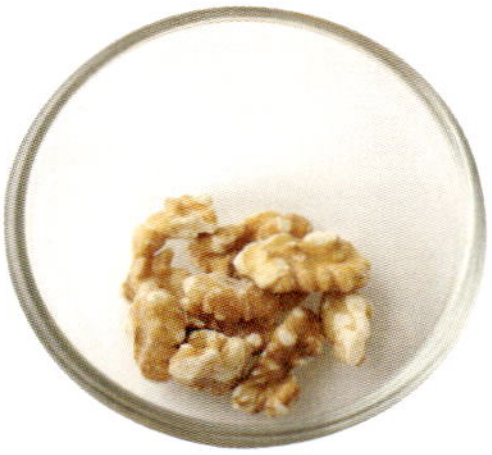

リノール酸　リノレン酸　カルシウム
食物繊維　ビタミンE

生活習慣病予防と老化防止に効果的

クルミに含まれるリノール酸やリノレン酸には、血中コレステロールを下げる働きがあり、動脈硬化や心疾患、がんなどの生活習慣病を予防します。他にもビタミンやミネラルをバランスよく含んでいるため、老化防止に効果的です。

りんご

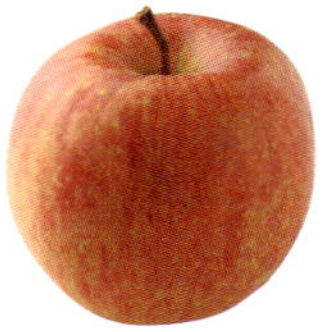

ペクチン　カリウム　ポリフェノール
ビタミンC

豊富なポリフェノールで生活習慣病を抑制

水溶性食物繊維のペクチンには、腸内のコレステロールを包んで排泄する働きがあるため、高血圧を予防できます。活性酸素を抑制するポリフェノールも豊富で、がんなどの生活習慣病を予防する効果が期待できます。

チーズ

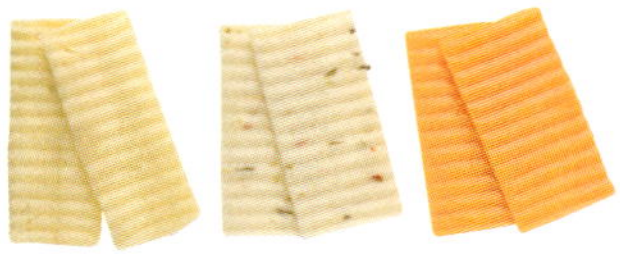

たんぱく質　カルシウム　ビタミンA
ビタミンB2

身に付きやすいカルシウムで骨粗しょう症を防ぐ

チーズのカルシウムは体に吸収されやすいため、骨粗しょう症予防に非常に効果的です。たんぱく質とビタミンB2にはアルコールの分解をスムーズにする働きがあるので、赤ワインとあわせて食べるのにピッタリです。

ワイン・レーズン

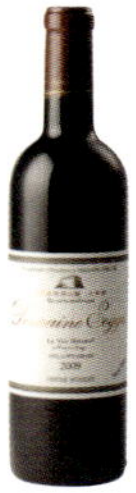

アントシアニン　レスベラトロール　タンニン
カテキン

強力な抗酸化作用料理にも使って

レスベラトロールなどのポリフェノールには、動脈硬化や心疾患を予防する働きがあります。加熱しても効果は変わらないので、お酒に弱い人は、料理に使ってアルコールをとばしてからとるのもおすすめです。

アンチエイジングのために意識してとりたい食材

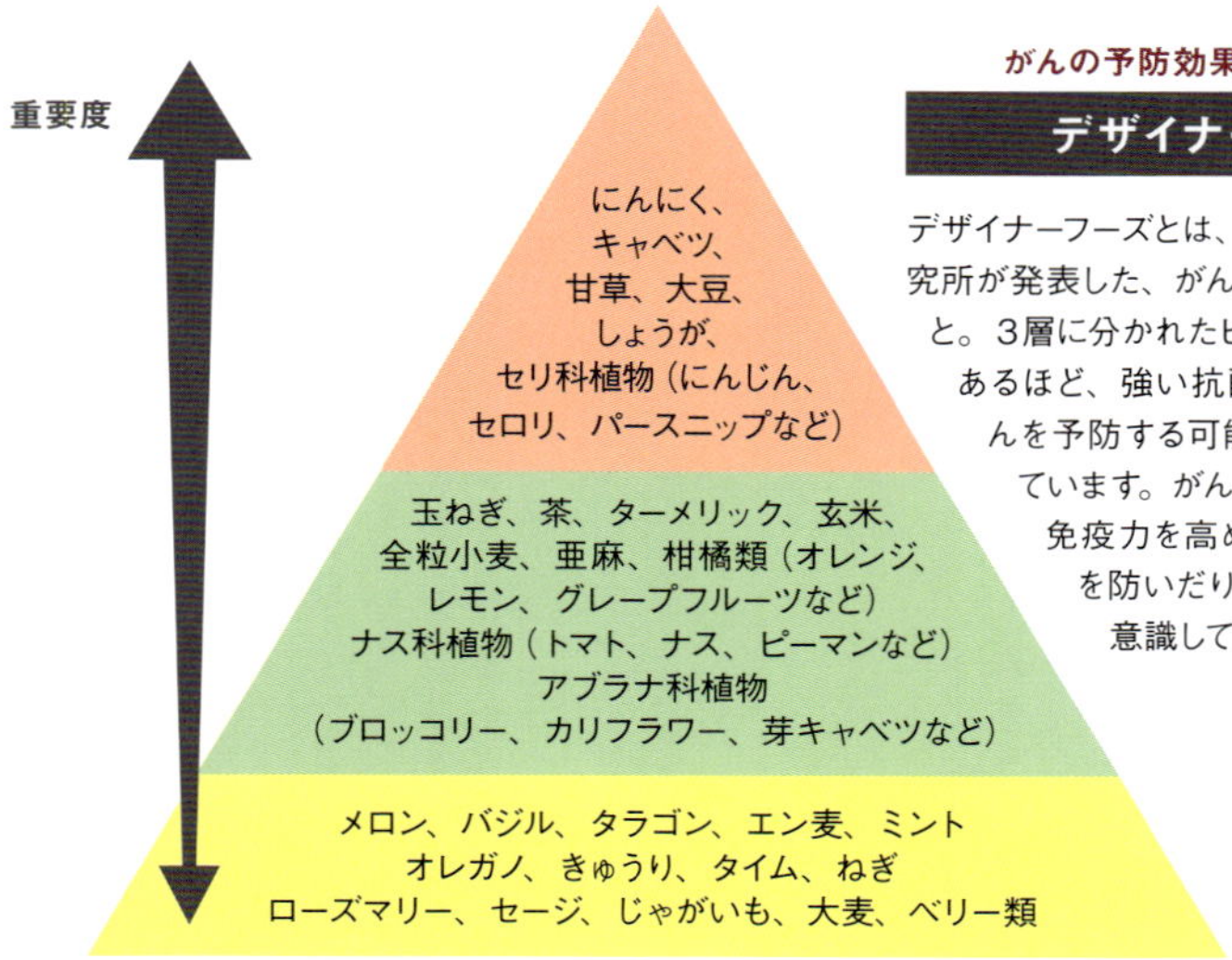

出典：アメリカ国立ガン研究所

がんの予防効果が立証された

デザイナーフーズ

デザイナーフーズとは、アメリカ国立がん研究所が発表した、がんを予防する食材のこと。3層に分かれたピラミッドの上の段にあるほど、強い抗酸化作用をもち、がんを予防する可能性が高いといわれています。がんを予防する以外にも免疫力を高めたり、生活習慣病を防いだりする作用もあるので意識して食べましょう。

7色の食材でバランスよく

レインボーフーズ

赤はトマトのリコピン、白は豆腐のイソフラボン、紫はなすのアントシアニンなど、彩り豊かな果物や野菜には様々な種類のファイトケミカルが含まれます。毎日の食事に7色の食材を意識するだけで、栄養バランスの取れた食事をとることができます。肉・魚の色も意識しましょう。

赤	トマト、赤ピーマン、にんじん、赤唐がらし、いちご、すいか、ラズベリー、さくらんぼ、鮭、かつお、かに、えびなど
緑	ブロッコリー、ピーマン、青じそ、小松菜、水菜、キャベツ、にら、クレソン、アスパラガス、オクラ、豆苗、ケール、キウイフルーツなど
黄	かぼちゃ、黄パプリカ、オレンジ、グレープフルーツ、レモン、はっさく、ゆず、パイナップル、パパイヤ、マンゴー、卵黄など
白	玉ねぎ、カリフラワー、大根、かぶ、長いも、たけのこ、白身魚（鯛、すずきなど）、牛乳、ヨーグルト、豆腐、いか、鶏肉など
紫	紫キャベツ、紫レタス、紫いも、さつまいも、小豆、なす、赤じそ、巨峰、ブルーベリー、ざくろ、いちじくなど
茶	ごぼう、しいたけ、しめじ、まいたけ、味噌、納豆、アーモンド、くるみ、ごま、玄米、豚肉、牛肉、ソーセージなど
黒	黒豆、黒米、黒ごま、こんにゃく、プルーン、干しぶどう、のり、ひじき、わかめ、昆布、芽かぶ、もずく、きくらげなど

epilogue

「食事」「運動」「生きがい」で100歳まで元気に生きる

epilogue

健康長寿に必要なのは「食事・運動・生きがい」です

この本を読んでくださっているのは、健康長寿に関心の高い方だと思います。そういう方からときどきこんな質問を受けることがあります。

「いくら健康に気をつけても、毎日赤ワインを飲んだとしても、人の寿命はあらかじめ遺伝で決まってしまっているのではないですか」

はっきり言いましょう。答えは「ノー」です。

考えてみてください。遺伝子が１００％同じ一卵性双生児でも、寿命はそれぞれ違いますよね。デンマークで双子について1世紀にわたって調べた結果もあります。これによると、寿命が遺伝によって決まる割合は約25％で、残りの75％は環境や生活習慣によって決まるということです。

では、長生きできる生活習慣とはどういうものでしょう。

私は長年、数多くの長寿の方、特に１００歳を超えて活躍されている百寿者の皆さんにインタビューをし、その元気の秘密を研究してきました。その結果、いつまでも若々しくいるためには3つの柱が必要であると確信しました。

「食事」「運動」「生きがい」です。

「食事」については、この本の中でもご紹介しているように、腹七分目が大切です。また、色の濃い野菜を中心にバランスよく食べることで、老化の要因である活性酸素を抑え、免疫力をアップさせることができます。

「運動」は、いつまでも元気でいるために重要です。定期的に運動をすると病気にかかりにくくなりますし、寝たきり防止にも効果があります。

「生きがい」は、どんなことでも熱中できることを持つことです。これがあると脳が活性化し、アルツハイマー病を防ぐことができます。

この3本柱は、どれも必要不可欠、1つ欠けても老化を防ぐことができないのです。

～食事～
緑黄色野菜で活性酸素の働きを抑える

活性酸素が老化の原因になり、赤ワインポリフェノールにはそれを抑える働きがあることは、すでにお話ししました。食べ物の中にはポリフェノールと同じような働きをする栄養素が他にもあります。

栄養素というと「5大栄養素」を思い浮かべる人も多いでしょう。「糖質・脂質・たんぱく質・ビタミン・ミネラル」ですね。最近ではさらに6番目、7番目の栄養素として、食物繊維とファイトケミカルが注目を集めています。

ファイトケミカルというのは、野菜や果物に含まれる色素や辛味、香りなどの成分の総称です。全部で1万種類以上あるとされていて、ポリフェノールもファイトケミカルの一種です。

ファイトケミカルの中でも、特に緑黄色野菜に入っているものには、強い抗酸化力があります。中でもブロッコリーに含まれるスルフォラファンには、細胞の中に入って活性酸素を解毒する働きがあり、ピロリ菌の除菌効果やがん予防に効くという研究結果もあります。さらにビタミンC、カロテン、鉄など栄養豊富で、食物繊維も多いので、積極的にとりたい野菜のひとつです。

また、ファイトケミカルは野菜の皮に多く含まれるので、できるだけ無農薬のものを選んで、皮ごと食べるのがいいですね。おすすめは野菜ジュースです。野菜と果物を数種類入れたフレッシュジュースを週に3回以上飲む人は、一度も飲まない人に比べて、アルツハイマー病の発症率が76%も低いという科学的データも発表されています。もちろん私も毎朝欠かさず飲んでいます。

魚と肉は1対1の割合で

さばやいわしなどの青魚には、DHA（ドコサヘキサエン酸）とEPA（エイコサペンタエン酸）などの不飽和脂肪酸が豊富に含まれています。これには血液をサラサラにする効果があるということは、いまや常識といってもいいぐらい知られていますね。

青魚に比べると健康的というイメージは低いのですが、魚ではさけもおすすめです。さけの身の赤色であるアスタキサンチンには強い抗酸化力があり、体内の活性酸素を除去する働きがあるのです。さらに、認知症の予防にも期待がもたれています。

このようにご紹介すると、健康長寿のためには魚だけ食べていればいい、と思われるかもしれませんが、そうではありません。人間の体の免疫機能を強くするためには、良質なたんぱく質が必要です。そして十分なたんぱく質を摂るためには魚だけでは栄養不足になることがあるのです。魚と同じぐらい、肉も食べたほうがいいのですね。

割合でいうと1対1が理想です。肉と魚を毎日交互に食べるか、1週間単位で同じぐらいの量になるよう調整しましょう。ただし肉の脂を摂りすぎると、血液がドロドロになり心筋梗塞や脳梗塞を引き起こす危険があるので、脂は取り除いてください。

おすすめは脂肪分の少ない鶏の胸肉や、豚ヒレ肉です。鶏胸肉に含まれるカルシノンには、活性酸素を除去する働きがあります。また豚ヒレ肉はビタミンB_1が豊富で、疲労回復に役立ちます。

野菜から食べて、よく噛むこと

健康にいいことで知られている納豆も、やはり積極的に食べていただきたい食材のひとつです。納豆に含まれるナットウキナーゼには、血栓を溶かす働きがあり、脳梗塞を防いでくれます。また、ネバネバの元であるムチンには、糖質と結びついて吸収を遅らせる作用があります。するとインスリンが一気に分泌するのを抑えられるので、糖尿病の予防になるのです。

また、女性には特にカルシウムを摂っていただきたいですね。女性は閉経すると急激に女性ホルモンが減少するため、骨が弱くなってしまいます。骨粗しょう症になりやすく、ちょっとした転倒で骨折してしまうこともあります。年配者の場合、そのまま寝たきりになってしまうことも少なくありません。これを防ぐためには、若いうちから乳製品や大豆製品、小魚などをしっかり摂って、骨を丈夫にしておくことが大切です。

健康長寿のためには太らないことが基本ですが、そのためには食べ方にも工夫が必要です。食事のときは、まず野菜など食物繊維の多いものから口にしましょう。こうすることで、後から肉などを食べたときに、食物繊維が動物性脂肪を吸着し身体の外に出してくれます。さらにご飯などの糖質を食べても、インスリンが一気に分泌されません。

よく噛むことも心がけてください。一口で30回以上噛むと、少量でも満腹感が得られます。しっかり噛んで唾液の分泌を促すことで、活性酸素を除去する効果も期待できます。

〜運動〜
足腰を鍛えて寝たきりを防止する

高齢になってからの生活で、最も心配なのは転倒です。骨折をして寝たきりになってしまうこともありますし、それをきっかけに認知症になることもあります。

ただ長く生きるのではなく、健康で長寿をめざすのならば、足腰を鍛え、バランス感覚が衰えないようにして注意しましょう。

人間の筋肉量は、20歳ぐらいをピークとして減り始めます。何もしないでいると、筋肉量も筋力も低下してしまうのです。これを防ぐためには、毎日の努力が必要です。

年配以上の人だと「いまから筋肉をつけるなんて無理」と思われるかもしれませんね。しかし、うれしいことにいくつになっても筋肉は鍛えられます。たとえば、女優の森光子さんは、85歳を過ぎても舞台の上ででんぐり返しをするほどの筋力がありましたね。実は彼女が毎日100回のスクワットなど本格的に筋肉を鍛えるようになったのは70歳を過ぎてからなのだそうです。遅すぎることはないのです。

ウォーキングを習慣に

高齢者に多い病気にサルコペニア（筋肉量減少症）があります。これは筋肉量が減り、筋萎縮が進んでしまった状態のことで、階段の上り下りが不自由になるなど、日常生活に支障が出てきます。

ただし、１日に８０００歩以上歩いている人には、サルコペニアにかかる率が低いというデータがあります。日頃運動をする習慣がない人は、まず８０００歩歩くことを目標にしましょう。だらだらではなく、ウォーキングで早歩きするのが理想です。いきなり８０００歩はハードルが高いという人は、まずはこれまでより５００歩多く歩くだけでも構いません。要は歩く習慣をつけることが大切なのです。

長く歩く時間をとれないけれど、しっかり鍛えたいという人には、インターバルトレーニングがおすすめです。これは〝ゆっくり歩き〟と〝早歩き〟を交互に繰り返すもので、心肺機能を高める効果があります。

次の２つを１セットにして、５セット行ってください。

1　最初の3分間はウォーミングアップとしてゆっくり歩く。

2　次の3分間は息があがるぐらい早足で歩く。

アルツハイマー病の予防にも

ウオーキングをすると、脳の血流もよくなります。カナダでの調査によると、週3回以上、30分以上のウォーキングで、アルツハイマー病の発症リスクが半分になりました。別の実験では、60歳以上の男女に1年間ウオーキングとストレッチをしてもらったところ、ウオーキングをしたグループだけが脳の中の海馬という部分が増大したそうです。海馬は記憶を司るところで、通常は加齢とともに萎縮するためアルツハイマー病が発症しやすくなります。ウオーキングは認知症の予防にも効果があるといえるでしょう。

新しいことに挑戦して脳に刺激を与え続ける
～生きがい～

私がお会いした百寿者の方々は、皆さんとてもチャレンジ精神がありました。たとえば100歳までスキーを続けた三浦敬三さんは、99歳でモンブランを滑っています。自分から「白寿でモンブランを滑る」と宣言して、実現させたのです。

第1章でご紹介したカルマンさんも、85歳でフェンシングを始めたそうです。どんなことでも「できない」と決めつけず、とにかくやってみるのですね。

人間の脳は何もしないでいると、50歳頃から老人斑ができ始めます。これが加齢とともに広がっていき、それに従って記憶力や運動能力が衰えます。

ところが百寿者の皆さんは、ポジティブに挑戦を続けることで、脳の神経細胞をどんどん再生させています。そのため、いやなことを忘れ、好奇心をもち続けられるのです。

実は、このように脳の神経細胞を生まれ変わらせる力は、特別なものではありません。脳に刺激を与え続け、積極的に使っていれば、誰でもいくつになってももち続けることができます。「もう年だから」と口にしたところから、脳の老化が始まるのです。

ときめき脳をもち続ける

厚生労働省の発表によると、２０１０年の日本人の平均寿命は男性が79・64歳、女性は86・39歳です。一方の健康寿命は、男性が70・42歳、女性が73・62歳となっています。健康寿命とは、介護を受けたり寝たきりになったりせず、制限なく健康な日常生活を送ることが可能な期間のことです。人生最後の数年間をいかに多くの人が寝たきりや認知症になって過ごしているかがわかります。

長生きはしたいけれど、寝たきりや認知症になって生き続けるのでは意味がないと考えている人も多いでしょう。できれば最期のときまで頭がはっきりして、自分のことは自分でしていたい。そのために最も必要なのは、生きがいです。

ここでご紹介している「食事」「運動」「生きがい」の3つは、どれももちろん大切です。けれど何のために生きるのか、何がしたくて生きていたいのか、それがなければ、食事に気をつけたり、毎日運動したりといったことは、なかなか続かないものです。反対に、いつまでもときめき脳をもち続け、新しいことにチャレンジしようと考えている人は、そのために摂生することが全く苦ではないはずです。

旅行、ガーデニング、ボランティア、スポーツ、どんなことでも構いません。心から楽しいと感じ、ときめくものをもつことが、確実に健康長寿に繋がるのです。

赤ワインで心豊かな時間を
〜そしてリラックス〜

最後に、百寿者の方々の共通点を3つご紹介しましょう。

1　楽天的でくよくよと思い悩まない。
2　ストレス解消が上手。
3　人と会って話をするのが好き。

皆さん、毎日「食事」に気を配り、「運動」を欠かさず、「生きがい」をもちながらも、決してカリカリしたところがなく、気持ちがリラックスしているんですね。カルマンさんも、まさにこのタイプで、最後までユーモアを忘れず、人生を楽しんでいました。また「はじめに」でご紹介したブルーゾーンに住む長寿者は、友だちと一緒に赤ワインを飲むことを日々の喜びとしているそうです。

赤ワインは健康にいいポリフェノール、さらに健康効果が期待されるレスベラトロールを豊富に含んでいます。けれども、その成分、栄養素と同じくらい、赤ワインを飲むということ、リラックスしてワイングラスを傾ける時間を過ごすことが大切なのですね。

美味しい赤ワインは心を豊かにしてくれます。

そして人生を長く充実したものにしてくれるのです。

白澤卓二

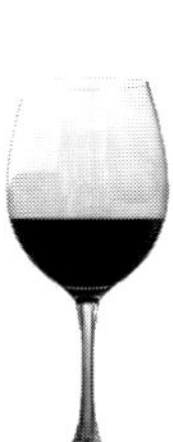

[参考文献]

「ブルーゾーン　世界の100歳人に学ぶ 健康と長寿のルール」
（ダン・ビュイトナー：著、仙名 紀：訳　ディスカヴァーツゥエンティワン）

「カラー版　ワインの地図帳」（塚本悦子：監修　美術出版社）

[撮影協力]

■うえのはらハーブガーデン
〒409-0114　山梨県上野原市鶴島 2374
TEL 0554-63-1438

■能登・わじまの海塩（株式会社　美味と健康）
〒928-0001　石川県輪島市河井町 23 部 1-97
TEL 0768-22-0868

■オッジ酒販商事
〒901-2203　沖縄県宜野湾市野嵩 1-49-17
TEL 098-893-9283

著者／白澤卓二（しらさわ・たくじ）

1958年神奈川県生まれ。医学博士。順天堂大学大学院医学研究科・加齢制御医学講座教授。1982年千葉大学医学部卒業後、呼吸器内科に入局。同大大学院医学研究科修了。東京都老人総合研究所病理部門研究員、同神経生理部門室長、分子老化研究グループリーダー、老化ゲノムバイオマーカー研究チームリーダーを経て現職。日本抗加齢医学会理事。著書に30万部を突破した『100歳までボケない101の方法』（文藝春秋）など多数。

レシピ監修／ダニエラ・シガ（Daniela Shiga）

ルーマニア・ブカレスト生まれ。順天堂大学大学院医学研究科・加齢制御医学講座協力研究員。ヒューロン国際大学経営学修士（MBA）終了後、テンプル大学大学院アメリカ法研究科修了。健康、長寿、デトックス、持続可能な食などをテーマとする会議、学会、セミナーに参加し研究を進める。ワインアドバイザー資格保有。白澤教授との共著に『100歳までボケないがんにならない101のジュース』（新星出版）など。

なぜ長寿の人は赤ワインを飲んでいるのか？

2012年7月6日　初版第1刷発行

著 者　　白澤卓二

発行者　　磯 俊宏

発行所　　株式会社メディアファクトリー
〒150-0002　東京都渋谷区渋谷3-3-5
Tel　0570-002-001

印刷・製本所　凸版印刷株式会社

ISBN　978-4-8401-4627-2　C2077

レシピ監修　　ダニエラ・シガ（順天堂大学大学院　加齢制御医学講座）

レシピ考案・調理　　嶋影清一

テーブルコーディネート　　保坂香子

撮影　　市瀬真以

デザイン　　工藤真由美（スタジオギブ）

編集構成　　米谷瑞恵

編集　　柏谷直子（メディアファクトリー）